JN190099

“血糖値”を制して脂肪を落とす！

完全無欠のやせる食事

そのだ内科 糖尿病・甲状腺クリニック院長
糖尿病専門医
薗田憲司
［血糖おじさん］

Gakken

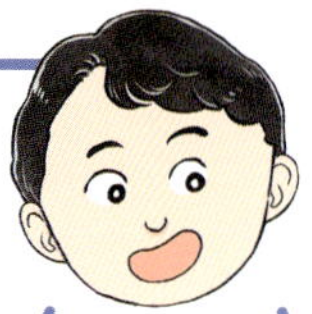

この本を手に取っていただき ありがとうございます！

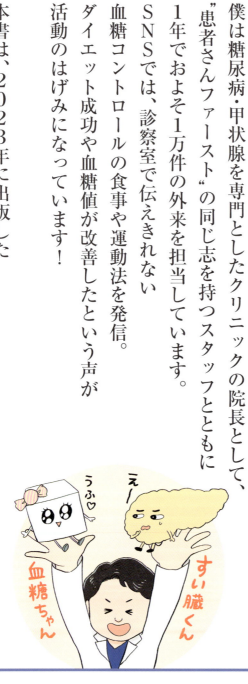

食べることが大好きな糖尿病専門医の薗田憲司です。
僕は糖尿病・甲状腺を専門としたクリニックの院長として、
”患者さんファースト“の同じ志を持つスタッフとともに
1年でおよそ1万件の外来を担当しています。
SNSでは、診察室で伝えきれない
血糖コントロールの食事や運動法を発信。
ダイエット成功や血糖値が改善したという声が
活動のはげみになっています！

本書は、2023年に出版した
『”血糖値“を制して脂肪を落とす！』の第2弾です。

日々の外来で患者さんの食生活やお悩みを聞き、
血液や血管、内臓の検査[※1]をしてわかったこと。
それは、血糖値を下げることや、糖質だけにとらわれて
ダイエットの基本が抜け落ち、
なかなかやせないばかりか、血管を老化させて
内臓に負担をかけている例が多いことです。

そこで本作では、みなさんに
「血糖コントロールダイエットの食事の基本を知り、
食を楽しみながら余分な体脂肪を落とし、
血糖値を改善して健康になってもらいたい」
という思いを共有した管理栄養士チームとともに
総力を上げて最高のダイエットメニューを考案しました！

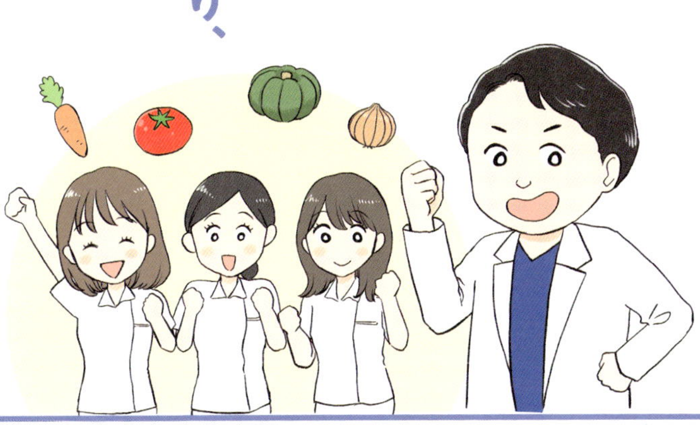

実際に、ＨｂＡ１ｃ※2が12・3%だった患者さんに
「糖質をほどほどにとりましょう」と指導したら、
６か月でＨｂＡ１ｃが正常値の５・８%まで改善した事例があります。

血糖コントロールの食事のポイントは、
糖質をほどほどにとりながら、脂質の量と質にも気をつけること。
すると余分な体脂肪が減り、血管を守ることもできて
5年後、10年後の健康をめざせるのです。

この本を見てマネすれば
糖質・脂質オフのバランスがよいメニューが簡単に作れます。
料理が得意ではない方、忙しい方でも続けやすく
“完全無欠”の血糖コントロールダイエットが自然に身につきます。
本書で一生役立つ食事の基本とコツをつかみ、
いっしょに健康をめざしましょう！

そのだ内科 糖尿病・甲状腺クリニック 渋谷駅道玄坂院　院長
糖尿病専門医　薗田憲司

※1：血糖値、脂質異常症の血液検査、血圧測定、血管の検査（動脈硬化・血管年齢検査、頸動脈の超音波検査）、腹部超音波検査、糖尿病腎症検査、CT検査など。
※2：HbA1c（ヘモグロビンエーワンシー）…過去1～2か月の血糖値の平均を表す指標。HbA1cの正常範囲は4.6～6.2%。

序章

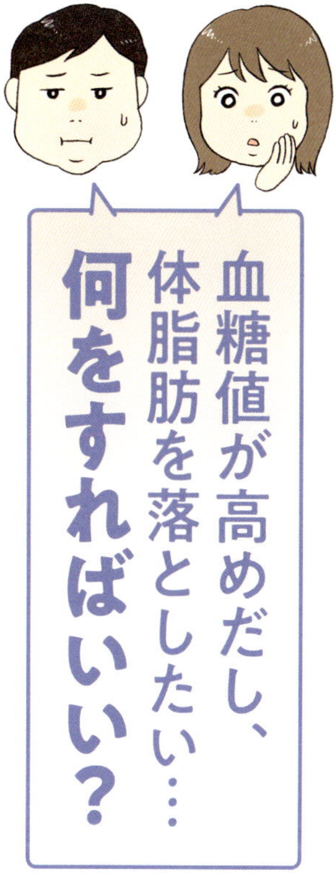

血糖値が高めだし、
体脂肪を落としたい…
何をすればいい？

そんなあなたにまず知ってほしい！

糖尿病専門医 血糖おじさんが驚いた

診察室で見た
患者さんのリアル

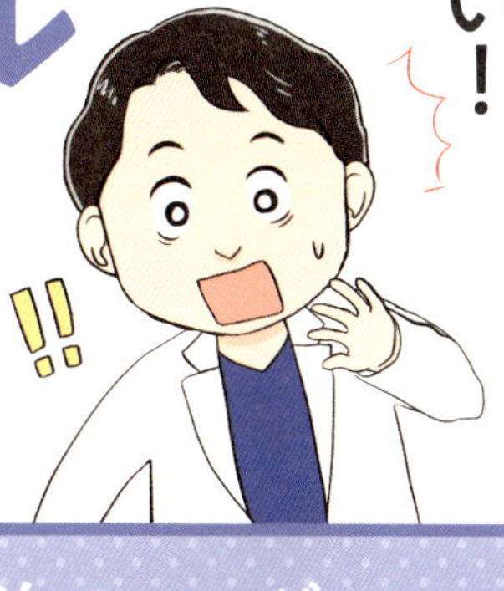

次のページへ

血糖おじさんが見た!

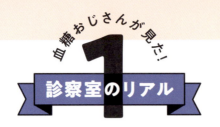

1

診察室のリアル

1日の適切な摂取エネルギーがわからない! 主治医に教えてもらっていないダイエット迷子が多い!

糖尿病の食事療法では、主治医から患者さん1人ひとりに合った「1日の摂取エネルギー量(指示エネルギー量)」が示されます。これは、太りすぎず、やせすぎず、余分な体脂肪を無理なく減らすための基本。しかし、私のクリニックに転院された患者さんの多くが以前の主治医から教えてもらっていないというのです…。

そのため、「〇〇を食べればやせる」という部分的な健康情報に惑わされ、1日の摂取エネルギーという全体的な基本が抜け落ちたダイエット迷子の方も多くいらっしゃいます。

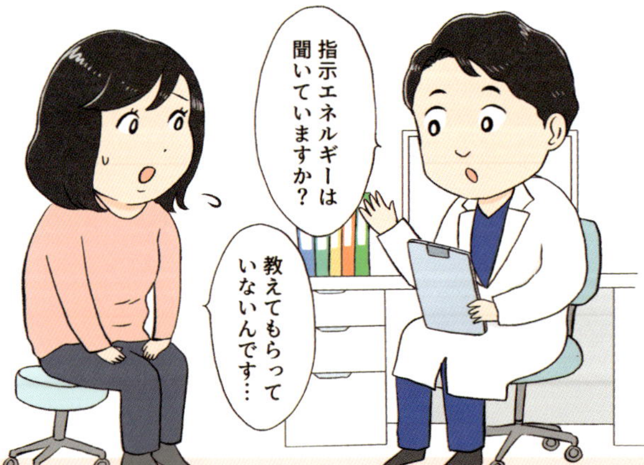
指示エネルギーは聞いていますか?
教えてもらっていないんです…

結論　まずはダイエットの優先順位を知ることが大切!

ダイエットの基本は、消費エネルギーよりも摂取エネルギーを抑えること。減量期の摂取エネルギー※の目標は、筋肉を落とさないために基礎代謝以上、消費エネルギー未満に設定しましょう。また、PFCバランス、食材選びを意識することで、さらにダイエットがスムーズになります。

※「計算がめんどう!」という人のために身長、活動量別の目安を一覧にしました(p.130〜参照)。

1　1日の摂取エネルギーを調整する

自分の身長、活動量などに合った1日の摂取エネルギーの目安を知ることが第一歩です(p.130〜参照)。たとえ1食ぐらい食べすぎたとしても、1日の総エネルギー量で調整すれば大丈夫!

2　PFCバランスを整える

1日の摂取エネルギーのうち、たんぱく質、脂質、炭水化物を右の割合でとるのが理想です。この本で、PFCバランスがとれたメニューや組み合わせを紹介します。

P:たんぱく質
摂取エネルギーの20%まで

F:脂質
たんぱく質、炭水化物の残りを脂質でとる

C:炭水化物(糖質+食物繊維)
摂取エネルギーの40〜60%

3　腸、血管の若さを保つ食材を選ぶ

血糖コントロールダイエットの目標は、体脂肪を減らし、病気を防いで5年、10年先の健康をめざすこと。この本のレシピは、腸や血管を若々しくする食材を取り入れています。

でも先生! エネルギーやPFCの
細かい計算をするのはめんどうです!

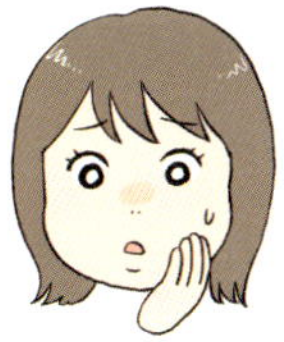

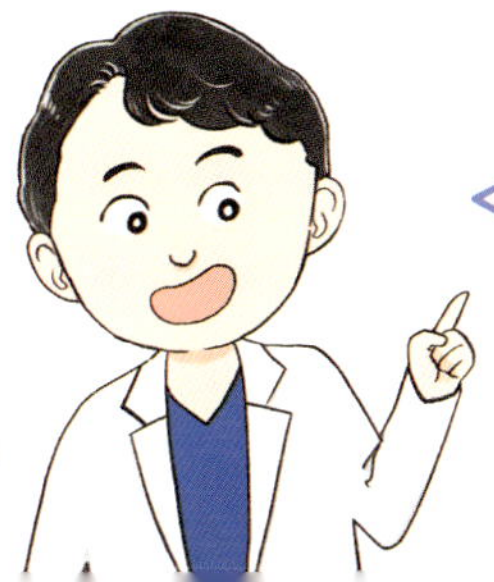

そこでこの本は!
血糖値改善&体脂肪を落とすための
バランスのいい食事を、
見て簡単にマネできるようにしました!

血糖おじさんが見た！

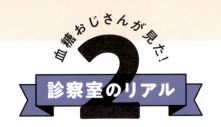

2 診察室のリアル

主食を食べない糖質制限をがんばり続け、逆に血糖値スパイクを起こしやすくなっている

主食を抜く厳しい糖質制限をしている患者さんの血糖値を測定すると、糖質を少量とっただけで釘のように急上昇・急降下する“血糖値スパイク”が起こる方が多くみられます。「ごはんは最低でも1食100g食べてください」とお伝えし、糖質をほどほどにとるようになると2～3週間ほどで血糖値スパイクが起こりにくくなるのです。

糖質制限での脂質のとりすぎも体脂肪を蓄積させてインスリンを効きにくくし、血糖値が下がりにくくなる一因になります。

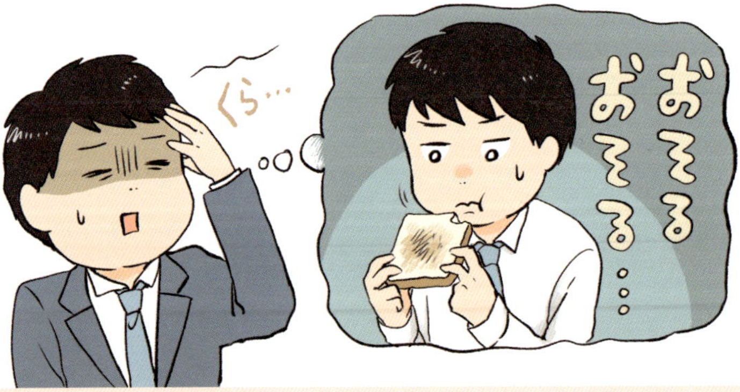

注目❶ 1日、低炭水化物食にするだけでも翌日の血糖値が大きく変動

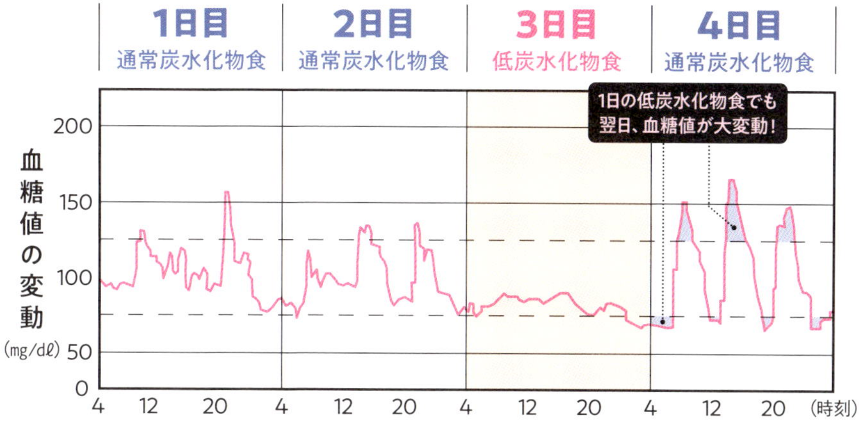

◉通常炭水化物食:炭水化物 63-66%　◉低炭水化物食:炭水化物 5%

HbA1cが6.5%未満の健康な男女10人を対象とした研究です。被験者は1日目、2日目に通常炭水化物食、3日目に低炭水化物食、4日目に通常炭水化物食を摂取し、4日間の血糖値の変動を測定。1日の低炭水化物食でも翌日に通常炭水化物食をとると特に朝食、夕食での血糖値の変動が大きくなることがわかりました。

※出典／Tohoku J. Exp. Med., 2017, 243, 35-39　※グラフは29歳男性の代表的な血糖値の推移

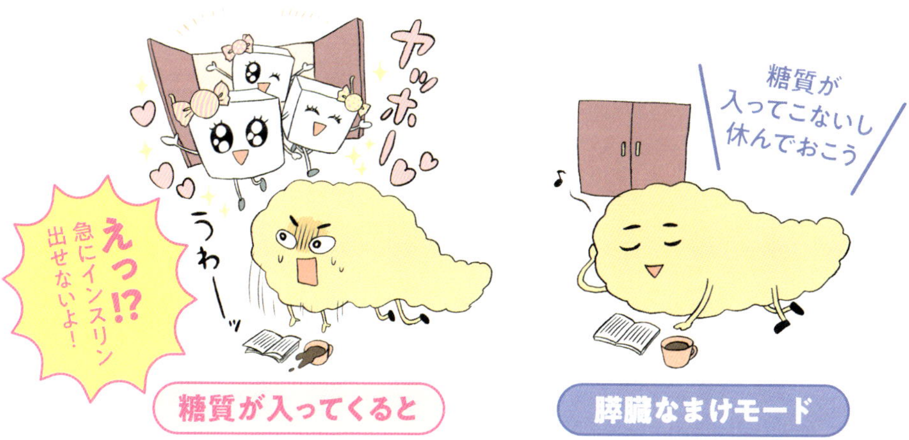

ヤッホー!
うわーッ
えっ!? 急にインスリン出せないよ!
糖質が入ってくると
糖質が入ってこないし休んでおこう
膵臓なまけモード

糖質を極端に制限すると、膵臓はインスリンを出す仕事がないので、なまけモードに。でも、いざ糖質が入ってきたときにすぐ対応できず、インスリンの初期分泌が低下。また、脂質の摂取量が増えることもインスリンを効きにくくして(インスリン抵抗性)、血糖値スパイクの一因に。

注目❷

長期的には糖質をほどほどにとったほうが長生きできる

総摂取エネルギーに占める炭水化物の割合と
死亡リスクのU字型の関連性

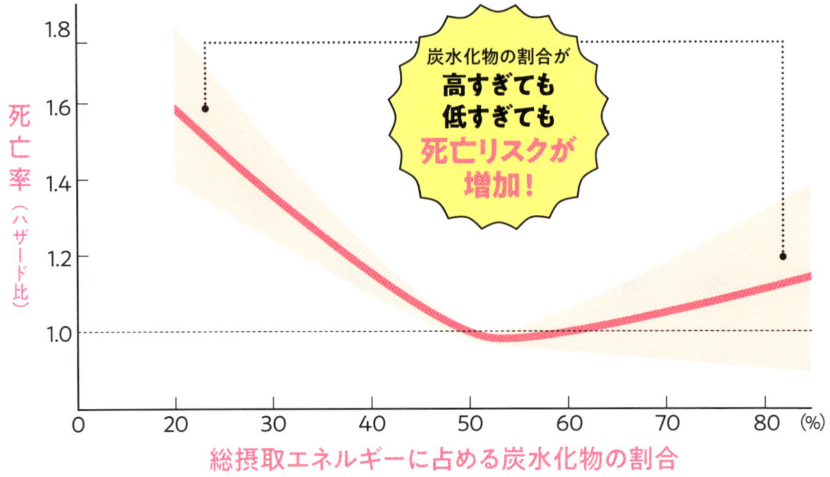

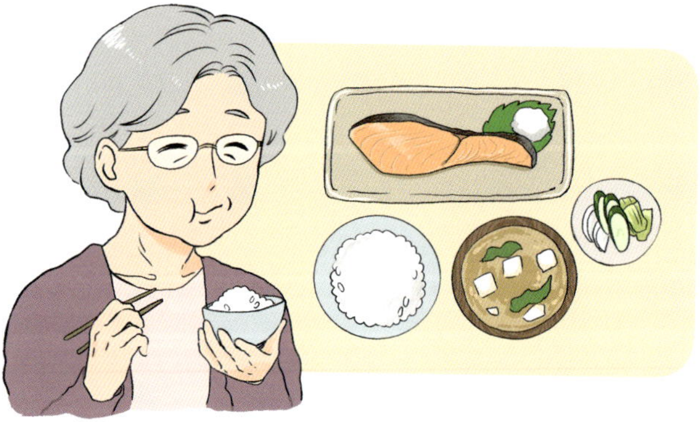

アメリカの男女1万5428人（45～64歳）を25年にわたって追跡し、総摂取エネルギー量と炭水化物の摂取割合、死亡率との関連を調べた研究です。最も死亡率が低かったのは、総摂取エネルギーのうち、炭水化物が50～55%の場合で、70%以上や40%以下になると死亡率が増加しています。糖質をほどほどにとりながら血糖コントロールをしたほうが長生きできるかもしれません。

※ 出典／Lancet Public Health. 2018 Sep;3(9)e419-e428

結論　ごはんを適量食べて 1日の血糖値変動を安定させよう!

1日の血糖値の変動（健康な人※の変動イメージ）

※糖尿病の気のない健康な人

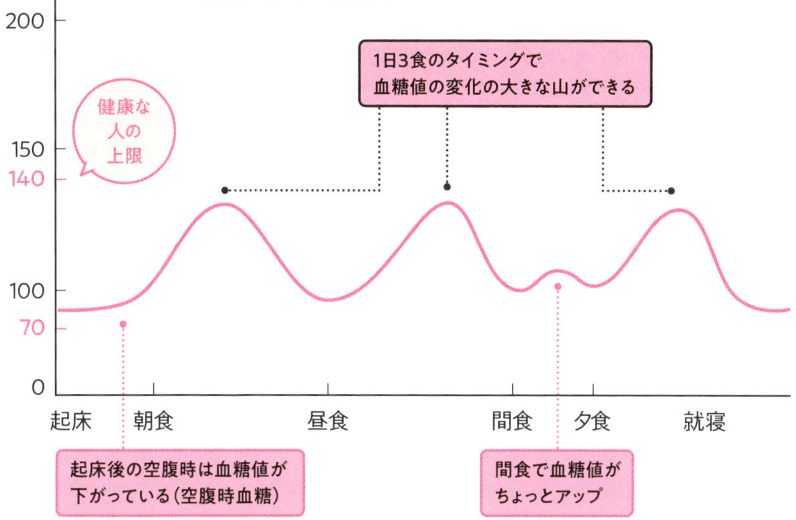

1日の理想的な血糖値の変動のイメージ。糖質は最低でも1食40gほど（ごはんなら茶碗小盛り1杯分／100gほど）とり、食べる順番も工夫しながら、膵臓にインスリンを出す仕事をコツコツしてもらいましょう。朝食で糖質を適量とると膵臓にとって準備運動になり、昼食、夕食で血糖値スパイクを予防できます。

そうは言っても先生、糖質をとると太りそうで怖いんです…

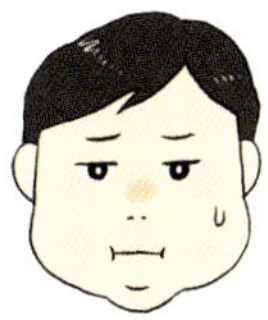

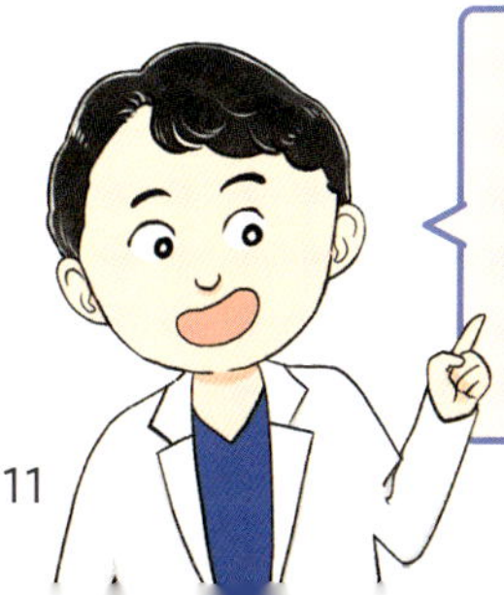

そこでこの本は!

血糖値が気になるダイエット中の人が安心して食べられる主食の量をわかりやすく見える化しました！

血糖おじさんが見た！

3

診察室のリアル

健康・ダイエットにいい といわれる食品のとりすぎで カロリーオーバー& 血糖値スパイクを起こしている

「健康やダイエットにいいものを食べているのに、なかなかやせないんです」という方にお話をうかがうと、“体にいい”食品をとりすぎて摂取エネルギーがオーバーしているケースがよくあります。

血糖値を上げる「糖質」のとりすぎはみなさん気をつけるのですが、「脂質」「たんぱく質」もとりすぎるとエネルギーが余って体脂肪に。また、野菜ジュースなども単純糖質が多く空腹時に飲むと血糖値スパイクを起こしやすくなります。

太りにくい量の調整、食べる順番のコツをつかみましょう!

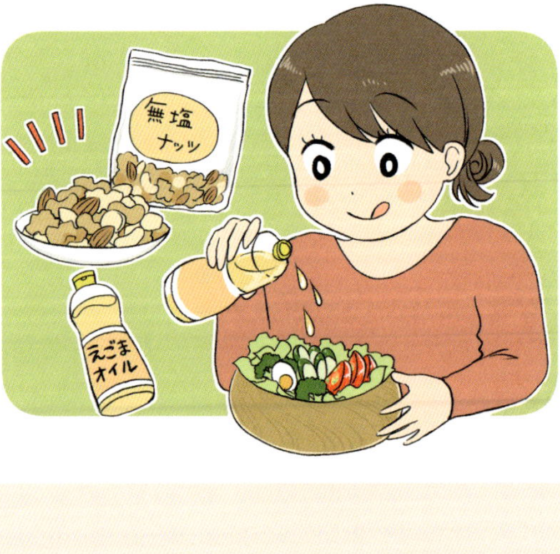

結論　脂質もたんぱく質も **とりすぎれば体脂肪になる!**

1g当たりのエネルギー量は、炭水化物、たんぱく質は4kcal、脂質は9kcal。糖質だけではなく脂質、たんぱく質のとりすぎにも注意が必要です。糖質オフのお菓子には、実は脂質が多いものも。また、健康によい青魚のさばは脂が多く、外食のさば定食は高エネルギーに。量や食べる順番を工夫しましょう。

実は **高脂質になりやすい** さば定食

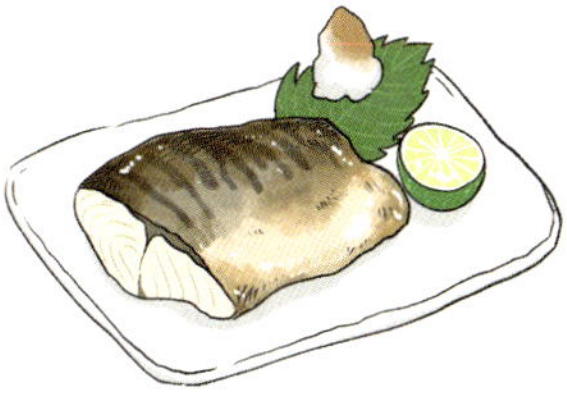

糖質オフのお菓子は **隠れ脂質あり**

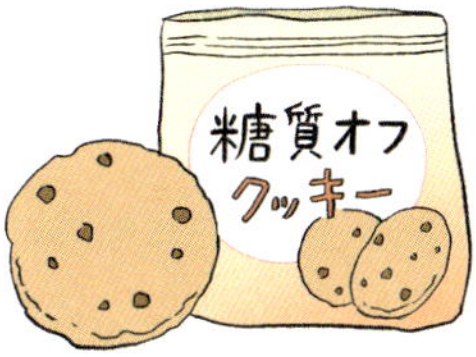

朝の空腹時の野菜ジュースで **血糖値が急上昇**

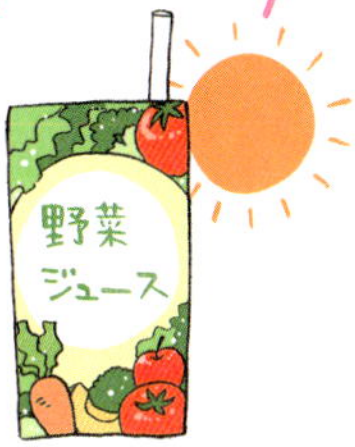

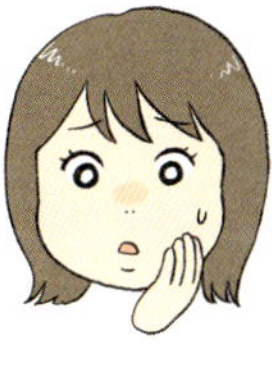

じゃあ先生、どんなものを
どれだけ食べれば栄養のメリットを得つつ
太りにくくなるんですか?

そこでこの本は!

食事の糖質や脂質を上手にオフ!

◎血糖値改善、腸や血管を若返らせる
食材の選び方と量

◎血糖値スパイクを防ぐ飲み物の選び方と
飲むタイミング **を紹介します!**

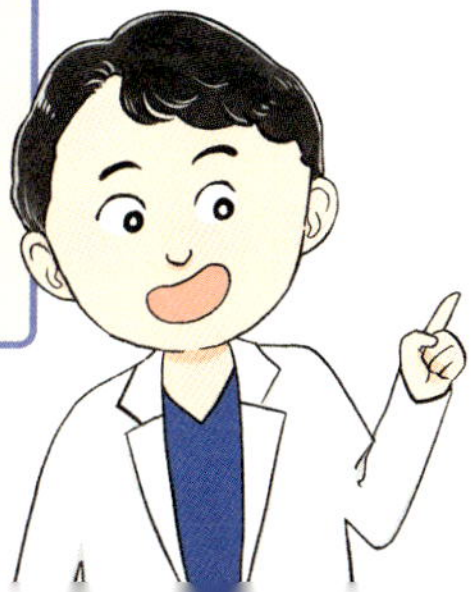

血糖おじさんが見た!

4

診察室のリアル

健康にいいと聞いた苦手なものを無理に食べ、好きなものをとことんガマンしてストレスを溜めている!

僕は、外来で伝えきれない健康・ダイエット情報を、SNSを通じてお伝えしています。トマトジュース、りんご酢、納豆など、おすすめ食品も紹介していますが、中には「トマトジュース、苦手なのですが健康のために飲んでいます」という方もいます。体にいいものでも無理してとっていたら、ストレスになりますよね。

摂取エネルギーの目標の範囲内なら、好きなものを適度に食べてOK。僕もときどき大好きなラーメンを食べます(笑)。自分のライフスタイルに落とし込めるメニューの選び方を身につけましょう!

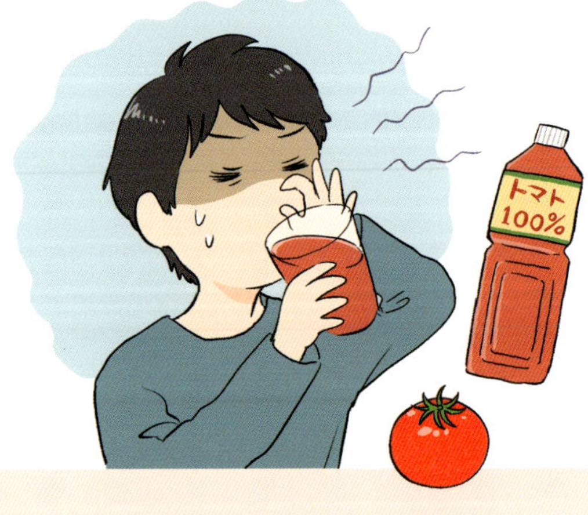

結論	**食べること=人生の楽しみ!** **無理をすると食欲が暴走して逆効果…**

食事は人生の楽しみのひとつで幸せを感じる時間。好きな食べ物を禁止し、苦手なものを無理して食べていたらダイエットが長続きしないし、人生がつまらなくなりますよね。この本は、好きなものを太りにくいタイミングに食べる方法を提案。ストレスを溜めずに血糖コントロールを継続できます。

ストレスが溜まって
食欲爆発!

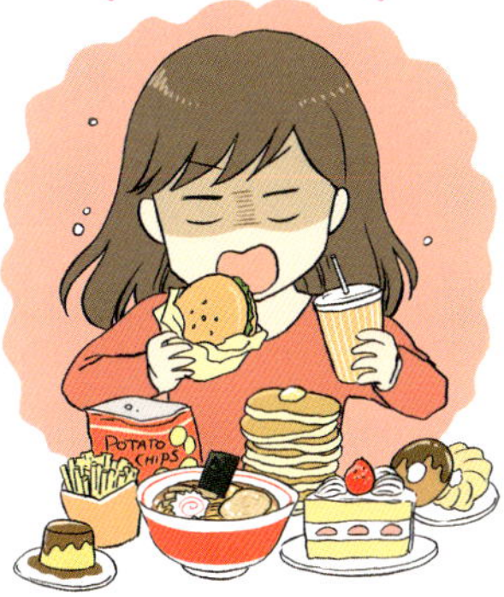

食べたいけど
ガマン、ガマン…

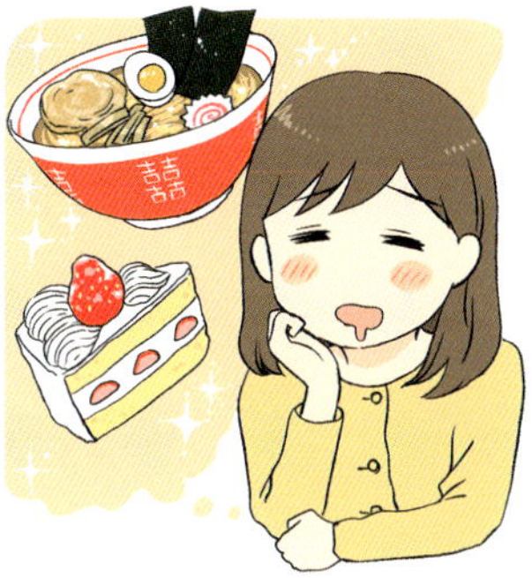

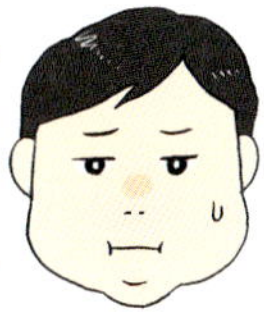

ねぇ先生、
毎食、ダイエットメニューだとストレスです。
揚げ物、白いごはん、おやつも食べたい!

そこでこの本は!

◎ダイエットメニューは朝、夕のみ。
昼は食べたいものでOK!
(1日の摂取エネルギーの目標内なら、揚げ物、白米ごはん、おやつもあり!)

◎苦手な食べ物がある人のための
代案食材も紹介!

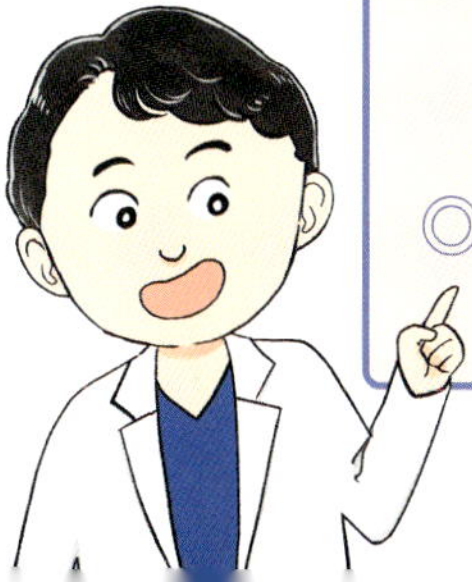

この本のここがスゴい！

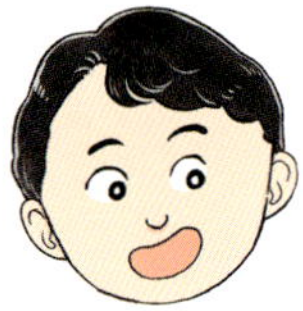

血糖値を急上昇させない食べ方と食材選びのポイントがよくわかる！

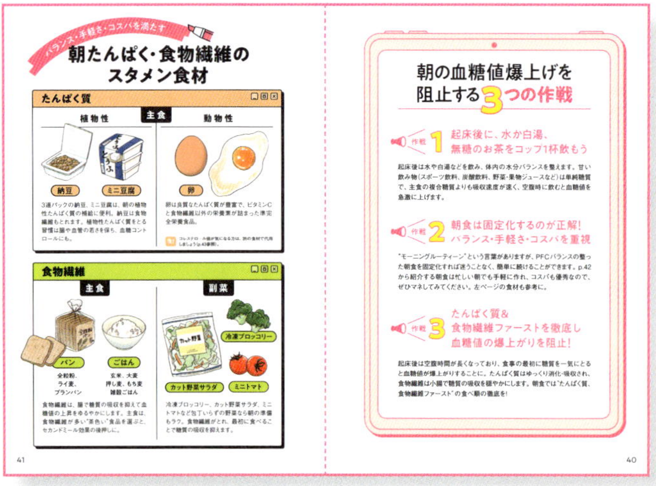

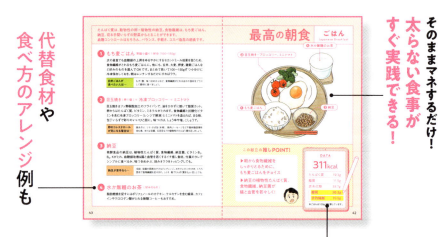

そのままマネするだけ！
太らない食事がすぐ実践できる！

代替食材や食べ方のアレンジ例も

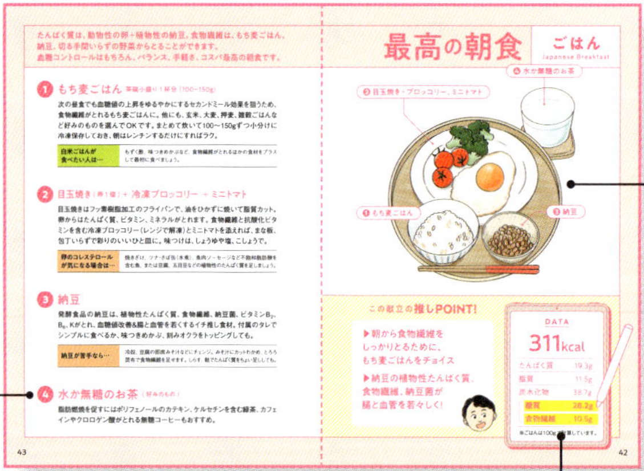

気になるカロリー、糖質量などのデータ付き

血糖値改善&ダイエットに
よいポイントを詳しく解説

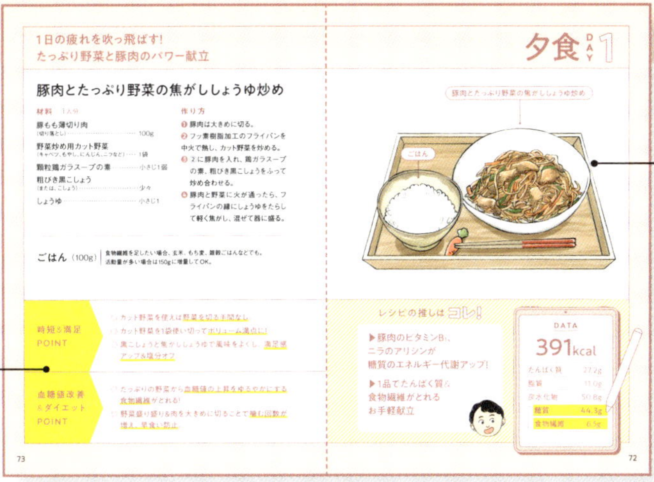
1日の疲れを吹っ飛ばす!
たっぷり野菜と豚肉のパワー献立

豚肉とたっぷり野菜の焦がししょうゆ炒め

材料　1人分

豚もも薄切り肉（切り落とし）	100g
野菜炒め用カット野菜（キャベツ、もやし、にんじん、ニラなど）	1袋
顆粒鶏ガラスープの素	小さじ1弱
粗びき黒こしょう（または、こしょう）	少々
しょうゆ	小さじ1

作り方

1. 豚肉は大きめに切る。
2. フッ素樹脂加工のフライパンを中火で熱し、カット野菜を炒める。
3. 2に豚肉を入れ、鶏ガラスープの素、粗びき黒こしょうをふって炒め合わせる。
4. 豚肉と野菜に火が通ったら、フライパンの縁にしょうゆをたらして軽く焦がし、混ぜて器に盛る。

ごはん（100g）｜食物繊維を足したい場合、玄米、もち麦、雑穀ごはんなどでも。活動量が多い場合は150gに増量してOK。

時短&満足 POINT
カット野菜を使えば野菜を切る手間なし
カット野菜を1袋使い切ってボリューム満点に!
黒こしょうと焦がしょうゆで風味をよくし、満足感アップ&塩分オフ

血糖値改善&ダイエット POINT
たっぷりの野菜から血糖値の上昇をゆるやかにする食物繊維がとれる!
野菜盛り盛り&肉を大きめに切ることで噛む回数が増え、早食い防止

73

夕食 DAY 1

レシピの推しはコレ!
▶豚肉のビタミンB_1、ニラのアリシンが糖質のエネルギー代謝アップ!
▶1品でたんぱく質&食物繊維がとれるお手軽献立

DATA
391kcal

たんぱく質	27.2g
脂質	11.0g
炭水化物	50.8g
糖質	44.3g
食物繊維	6.5g

72

コスパがよく、手間なくすぐできる
おいしいレシピ!

自炊をしない人も安心!
コンビニのお惣菜の
上手な組み合わせ例も充実

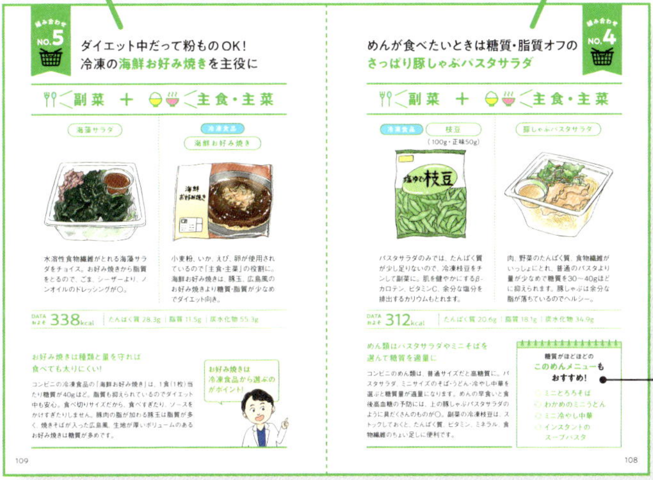
組み合わせ NO.5
ダイエット中だって粉ものOK!
冷凍の海鮮お好み焼きを主役に

副菜 ＋ 主食・主菜

海藻サラダ
水溶性食物繊維がとれる海藻サラダをチョイス。お好み焼きから脂質をとるので、ごま、シーザーより、ノンオイルのドレッシングが○。

冷凍食品　海鮮お好み焼き
小麦粉、いか、えび、卵が使用されているので「主食・主菜」の役割に。海鮮お好み焼きは、豚玉、広島風のお好み焼きより糖質・脂質が少なめでダイエット向き。

DATA およそ 338kcal ｜ たんぱく質 28.3g ｜ 脂質 11.5g ｜ 炭水化物 55.3g

お好み焼きは種類と量を守れば食べても太りにくい!
コンビニの冷凍食品の「海鮮お好み焼き」は、1食（1枚）当たり糖質が40gほど。脂質も抑えられているのでダイエット中も安心。食べ切りサイズだから、食べすぎたり、ソースをかけすぎたりしません。豚肉の脂が加わる豚玉は脂質が多く、焼きそばが入った広島風、生地が厚いボリュームのあるお好み焼きは糖質が多めです。

お好み焼きは冷凍食品から選ぶのがポイント!

109

組み合わせ NO.4
めんが食べたいときは糖質・脂質オフの
さっぱり豚しゃぶパスタサラダ

副菜 ＋ 主食・主菜

冷凍食品　枝豆（100g・正味50g）
パスタサラダのみでは、たんぱく質が少し足りないので、冷凍枝豆をチンして副菜に。肌を健やかにするβ-カロテン、ビタミンC、余分な塩分を排出するカリウムもとれます。

豚しゃぶパスタサラダ
肉、野菜のたんぱく質、食物繊維がいっしょにとれ、普通のパスタより量が少なめで糖質を30〜40gほどに抑えられます。豚しゃぶは余分な脂が落ちているのでヘルシー。

DATA およそ 312kcal ｜ たんぱく質 20.6g ｜ 脂質 18.1g ｜ 炭水化物 34.9g

めん類はパスタサラダやミニそばを選んで糖質を適量に
コンビニのめん類は、普通サイズだと高糖質に。パスタサラダ、ミニサイズのそば・うどん・冷やし中華を選ぶと糖質量が適量になります。めんの早食いと食後高血糖の予防には、上の豚しゃぶパスタサラダのように具だくさんのものが○。副菜の冷凍枝豆は、ストックしておくと、たんぱく質、ビタミン、ミネラル、食物繊維のちょい足しに便利です。

糖質がほどほどのこのめんメニューもおすすめ!
- ミニとろろそば
- わかめのミニうどん
- ミニ冷やし中華
- インスタントのスープパスタ

108

そのほかのおすすめメニューも
ピックアップ!

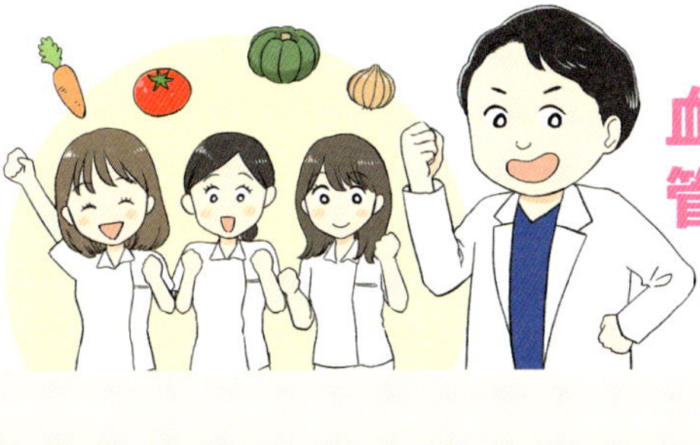

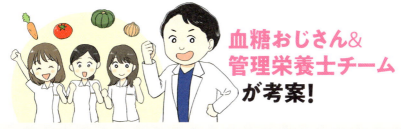

血糖おじさん&
管理栄養士チーム
が考案!

目次

血糖コントロールダイエット **夕食DAY8 to 14 2週目 買い物リスト** 86

夕食 DAY 8 脂質オフの工夫で揚げ物も楽しめる！ **食感も楽しい揚げないとんカツ献立** 88

夕食 DAY 9 ねぎとみその香り、コクで満足感大！ **やわらか豚肉のねぎみそ焼き献立** 90

夕食 DAY 10 リコピンがとれるトマトジュースベースで！ **老化に負けない豆とシーフードのトマト煮献立** 92

夕食 DAY 11 バランスのよい3品がすぐできる！ **鶏ひき肉と大根の炒め煮のスピード献立** 94

夕食 DAY 12 ダイエット中のパスタの定番に！ 糖質&脂質オフ！ **鶏ひき肉と野菜のワンパンパスタ** 96

夕食 DAY 13 EPAと食物繊維がやせホルモンを分泌！ **野菜もとれるさば缶おかずサラダ献立** 98

夕食 DAY 14 ダイエットをがんばったごほうびに！ **まぐろとネバネバ食材のばくだん丼献立** 100

第5章 コンビニ・スーパーのお惣菜 やせる組み合わせ

自炊をがんばらなくても血糖コントロールができる！

まず基本をチェック！ コンビニ・スーパーのお惣菜で **やせる組み合わせ方** 104

組み合わせ

No.1 **冷凍食品の鶏むね肉から揚げ**は低脂質な優秀主菜 105

No.2 **具だくさんで脂質は少なめ あったか豚汁**でおなかも心も満たして！ 106

No.3 **手軽な焼きざけ**で、良質なたんぱく質、脂質、ビタミンDも摂取！ 107

No.4 めんが食べたいときは糖質・脂質オフの **さっぱり豚しゃぶパスタサラダ** 108

No.5 ダイエット中だって粉ものOK！ **冷凍の海鮮お好み焼き**を主役に 109

No.6 外食の中華より糖質・脂質もオフ **パワーをつけたい日はレバニラもあり！** 110

No.7 ダイエット中にまさかの**カップめん!? サラダをつけて食物繊維ファーストに** 111

No.8 糖質が多くなりがちな**おでんの具**は 主菜と副菜に分けて選ぶとバランスよし 112

No.9 **冷凍チャーハン**は糖質量の調整に◯。 主菜は**脂質の低い砂肝**をセレクト 113

No.10 脂質が多く高エネルギーな**さば缶**は **食べ切りサイズ**がGOOD！ 113

血糖コントロールダイエット **体験談** 114

血糖コントロールダイエット **Q&A** 120

1型糖尿病の料理家 **土岡由季**さんに **血管をキレイにする料理の極意、おすすめレシピ**を聞いてみた！ 126

土岡さんおすすめ！ **血糖コントロールレシピ** 128

【身長別】1日の摂取エネルギー量、PFC量の目安一覧 130

おわりに 134

本書の注意点

◎本書は、ダイエットを意識している方、血糖値が気になっている方、血糖値が高めの方（糖尿病予備軍の可能性がある）に向けた方法を紹介しています。糖尿病などの持病があり、心配な場合は本書の方法を行う前に主治医に相談してください。

◎本書の本文の「糖尿病」は、生活習慣や遺伝因子などが原因で起こる「2型糖尿病」をさします。

◎レシピの栄養価は食品成分表八訂に準じて計算しています。

◎市販品の栄養価は商品によって異なります。おおよその目安としてお役立てください。

第1章

ごはんを食べながら
無理なく脂肪を落として
血糖値を下げる!

朝·昼·夕の食事の
基本と
選び方

血糖値改善&ダイエット

成功の近道になる超基本をチェック!

基本 01

ダイエットで筋肉を落とさないための1日の摂取エネルギー量の最低ラインを知ろう

ダイエットで摂取エネルギー量を減らすと、体脂肪とともに筋肉も減りやすくなります。40代ごろから加齢によって膵臓の機能が衰えていきますが、グリコーゲン（糖）の貯蔵庫でもある筋肉が血糖値を下げるお助け役に。そのため、無理のない適切な摂取エネルギー量を設定し、筋肉を育てながら血糖値を改善していきましょう。

減量期の1日の摂取エネルギー量の目安

（日常生活で座っていることが多く、運動習慣がない場合〈軽い身体活動量〉）

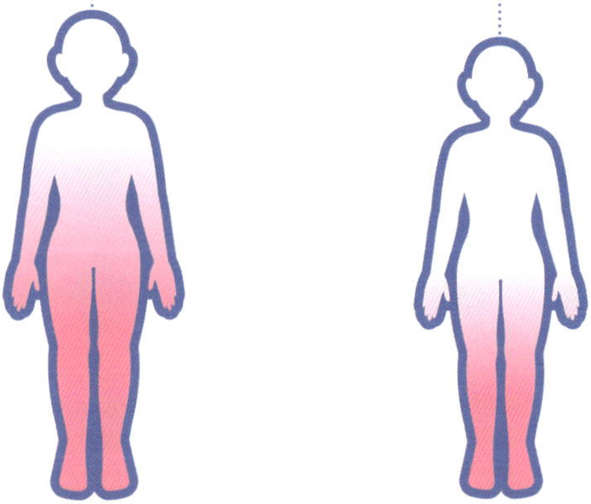

身長 170cm
目標体重（BMI 22）
63.6kg
約1600kcal

身長 160cm
目標体重（BMI 22）
56.3kg
約1400kcal

※ 上記は、BMI25以上の肥満で減量しなければいけない場合の例で、エネルギー係数を低めの25に設定。「目標体重（BMI 22）×25＝1日の摂取エネルギー量」で算出した目安です。

※ 適切な1日の摂取エネルギー量は、身長、身体活動量などによって異なります。受診している方は、主治医の指示エネルギー量に従ってください。

詳しくは P.130〜

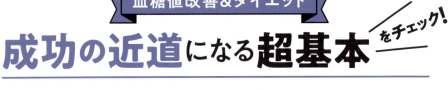

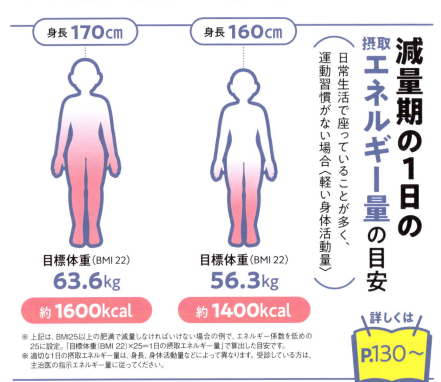

基本 02

糖質は完全に抜かない!
ごはんを最低1食100g食べて血糖コントロール

血糖値改善とダイエットの先にある目標は、5年後、10年後の健康。血糖値を下げることだけにとらわれて厳しい糖質制限を続けると、糖質をとったときに血糖値スパイクを起こしやすくなります。また、主食を抜くことでおかずの脂質が増え、飽和脂肪酸をとりすぎて腸や血管の老化を進める場合も。ごはんであれば最低でも1食100g（糖質40gほど）食べてOK。将来の健康のために、糖質をほどほどにとりながら血糖コントロールを細く長く続けましょう。

中華めん（ゆで）

約½玉（100g）

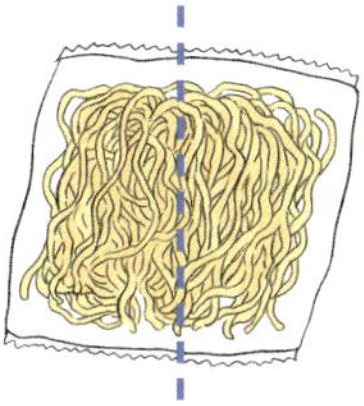

糖質 約26g

食パン

6枚切り1枚（60g）

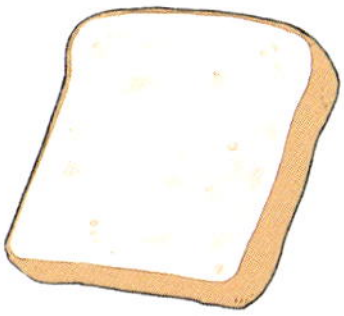

糖質 約25g

白米ごはん

茶碗小盛り1杯分（100g）

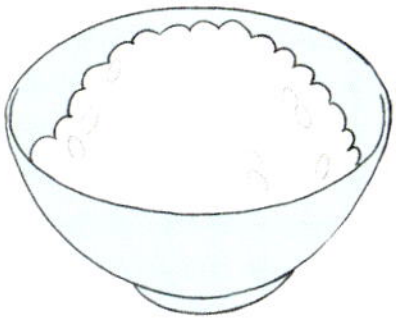

糖質 約36g

主食は食物繊維が多いものがGOOD!

食物繊維は糖質や脂質の吸収をおだやかにし、腸の炎症を抑えてインスリン抵抗性を改善する働きも期待されています。下の主食を選ぶことで食物繊維をとりやすくなります。

めん そば、全粒粉入りスパゲッティ、中華めん など

パン 全粒粉、ライ麦、ブランパン など

ごはん 玄米、大麦、押し麦、もち麦、雑穀ごはん など

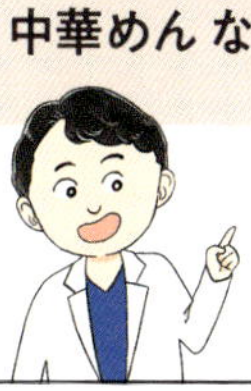

血おじtips! ごはんは100～150gの茶碗小盛りに。一度、自分の茶碗で量をはかってみて太りにくい量の感覚をつかみましょう。

基本 03

脂質の量や質にも注目して腸と血管を若々しく保とう

血糖値を上げる糖質だけではなく、血中脂質に関わる“脂質の量と質”にも注目しましょう。さらに、腸内環境を整える食物繊維も重要です。腸や血管の慢性炎症を抑えることで血糖値、血中脂質（中性脂肪、コレステロール）が改善し、動脈硬化など全身のさまざまな病気を防げます。

不飽和脂肪酸が多い食材

◎ 適量をとることで血中の中性脂肪、コレステロールを改善
◎ 魚介類、豆・大豆製品、ナッツ、植物油（オリーブ油）など

飽和脂肪酸が多い食材

◎ とりすぎると血中の中性脂肪、コレステロールを増やす
◎ 肉加工品、牛・豚肉の脂身、バター、マーガリンなど

たんぱく質の食材選びの優先順位

魚介類、豆・大豆製品 ＞ 鶏肉 ＞ 牛・豚肉 ＞ 肉加工品

※ 脂質の量は目安です。詳しくはp.130〜参照。

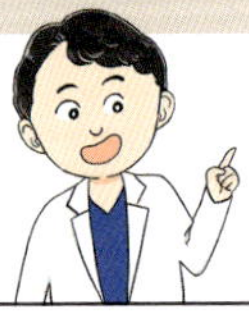

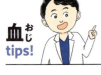

血おじ tips!

脂質は1食当たり13〜20g※を目安に。
腸や血管の老化を進める飽和脂肪酸からオフしましょう。

基本 04

ダイエットメニューは朝・夕のみ！ 昼は好きなものをメインに食べてOK

1日3食ダイエットメニューだと続かないもの。そこで、1日の中で脂肪がつきにくい日中の「昼食」は、好きなメニューを選んでOK。起床後、空腹状態でとるため血糖値に大きく影響する「朝食」、活動量が少なく脂肪がつきやすい夜の「夕食」は、本誌のメニューを取り入れて血糖コントロールをし、余分な脂肪を減らしましょう。

基本 05

食物繊維・たんぱく質ファーストの食べ順を無意識レベルで習慣に

食後血糖値は、「食べる順番」と「食事にかける時間」も影響します。副菜（野菜、きのこ、海藻）、主菜（肉・魚介類、豆・大豆製品）を主食より先に食べる“食物繊維・たんぱく質ファースト”を2週間、意識して実践し、無意識でもできるように習慣化。時間に余裕のある夕食は、よく噛んでゆっくり食べるようにしましょう。

基本 06

甘みのついた飲み物と距離をおいて脱・太る味覚

日常で、甘い飲料を飲む習慣はありませんか？ のどが渇くたびにごくごく飲んでいると、高血糖になり血液がドロドロの状態に。人工甘味料入りの0kcal飲料も、常に甘いものを欲する、太る味覚を作る原因になります。2週間甘い飲み物を断って、水や無糖のお茶などで水分補給をし、太る味覚を変えるきっかけにしましょう。

血糖コントロールダイエット

BREAKFAST LUNCH DINNER

朝/昼/夕のメニューの選び方

この本のダイエットメニューは、ライフスタイルや食の好みによって選べるようになっています。朝食、昼食、夕食のメニューの選び方の基本もチェック!

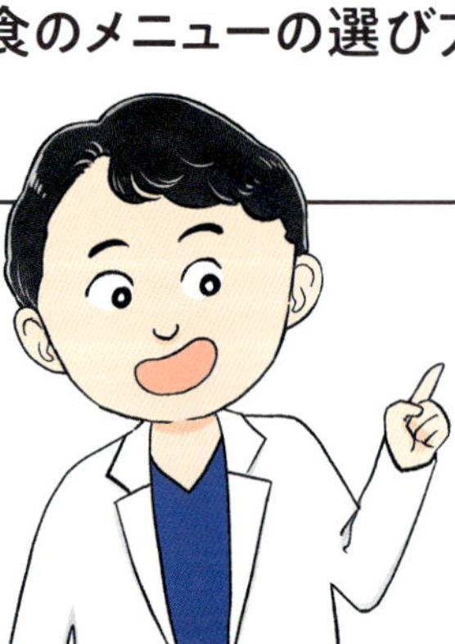

朝食

和食でも洋食でもOK!
朝たんぱく&食物繊維のメニューを選ぼう

「朝食を制するものは1日の血糖値を制す」といっても過言ではないほど、朝食で何をどんな順番で食べるのかが1日の血糖コントロールに重要。たんぱく質&食物繊維がとれる最高の朝食を固定化するとラクです。ごはん派、パン派など好みや続けやすいメニューから選んでください。

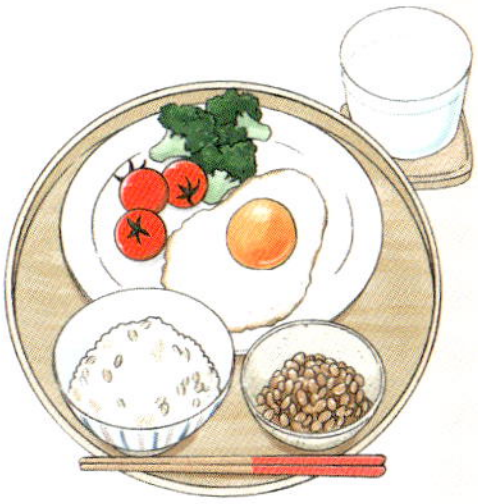

- □ 朝食はごはん派 ——— P.42
- □ 朝食はパン派 ——— P.44
- □ 朝食は手軽にワンプレート派 ——— P.46
- □ 朝食は軽めor食べない派 ——— P.48

昼食

食べたいものを選んで息抜きし
食べ順の工夫などで血糖コントロール

昼食は、食後に仕事や家事などで動くので血糖が消費され、脂肪になりにくいタイミング。また、太りにくい間食の時間は15時ごろです。だから、好きなもの、お楽しみのものを食べてダイエットの息抜きをするなら昼！　メニュー選びや食べる順番の工夫で太りにくくなります。

- □ ランチで食べたい！
揚げ物、めん、パン、お寿司など
メニュー選びと組み合わせ方、
食べ順の工夫 ——— P.56

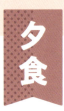

夕食

糖質・脂質オフの2週間献立をそのままマネしてみよう

活動量が減る夜は、食べすぎると脂肪になりやすい時間帯。でも、1日がんばった後の夕食は、おなかと心が満足するメニューを食べたいですよね。そこで、糖質・脂質は控えめなのに、おいしくてボリューム満点な2週間献立を考案しました。しかも、レンチン調理、フライパン1つで簡単に作れ、カット野菜や冷凍野菜など下ごしらえの手間が減る食材を使っています。

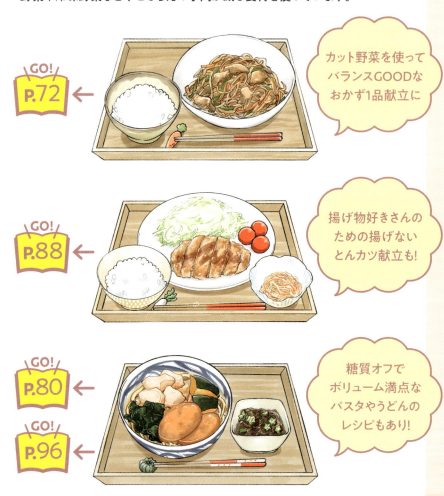

GO! P.72 ←

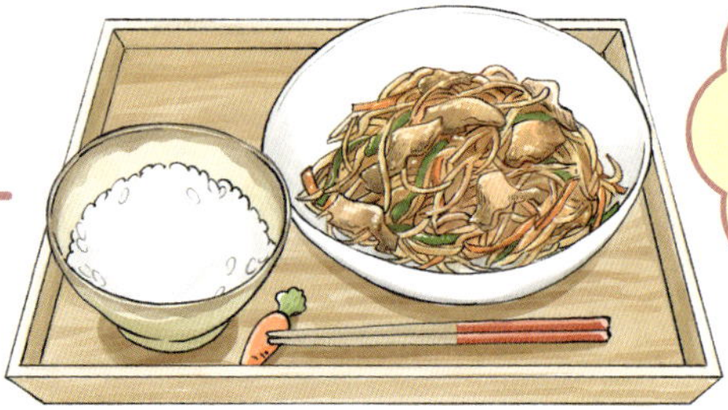

カット野菜を使ってバランスGOODなおかず1品献立に

GO! P.88 ←

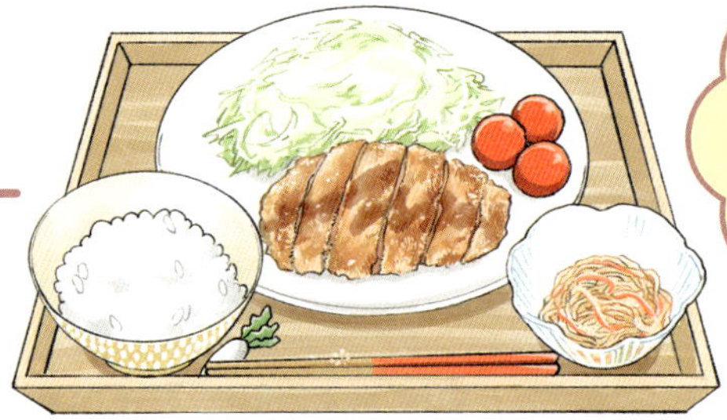

揚げ物好きさんのための揚げないとんカツ献立も!

GO! P.80 ←
GO! P.96 ←

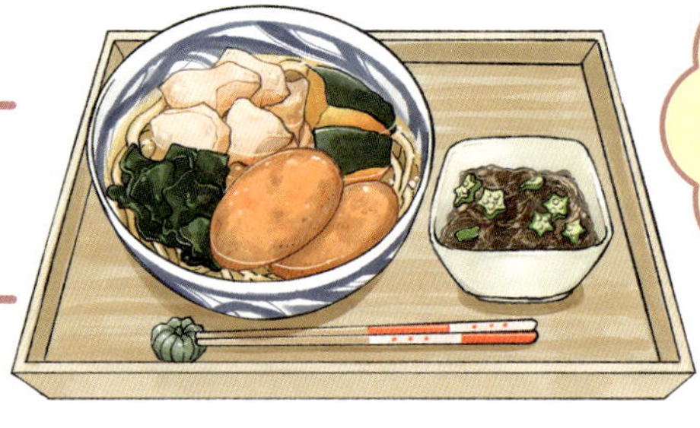

糖質オフでボリューム満点なパスタやうどんのレシピもあり!

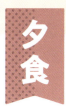

夕食

コンビニ、スーパーのお惣菜は太りにくい組み合わせで!

夕食は外食やコンビニのお惣菜、インスタント食品に頼る人も多いのでは。市販の食品は、エネルギー量やたんぱく質、脂質、炭水化物（糖質、食物繊維）の表示があるので、外食よりも栄養バランスを整えやすい利点も。糖質を抑えられる小盛りのパックごはん、食物繊維を手軽に足せるカット野菜サラダなど、メニューの選び方を工夫した太りにくい組み合わせを紹介します。

コンビニの魚のお惣菜にパックごはん、即席みそ汁を組み合わせてバランス献立に!

パックごはん

小盛り（100g）

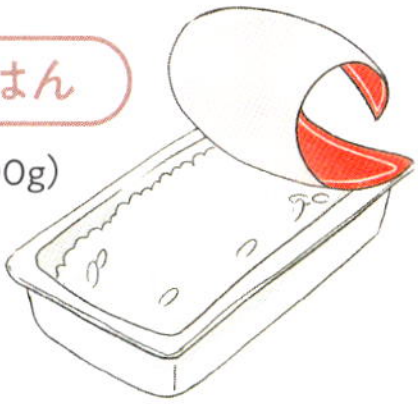

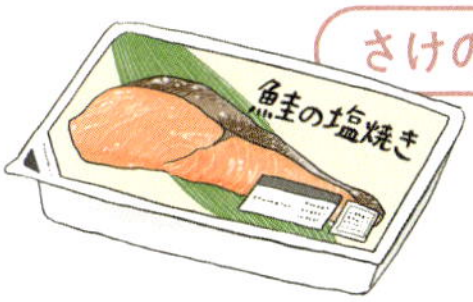

さけの塩焼き

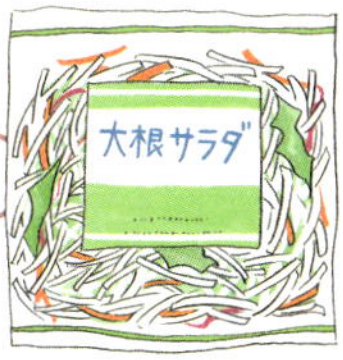

大根サラダ

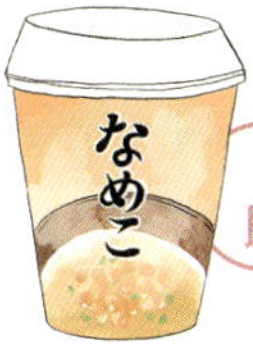

なめこの即席みそ汁

GO! P.107

パックごはん、冷凍から揚げで満足感がありながら糖質・脂質オフする組み合わせも!

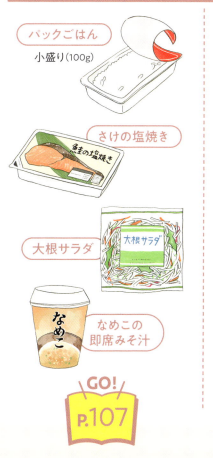

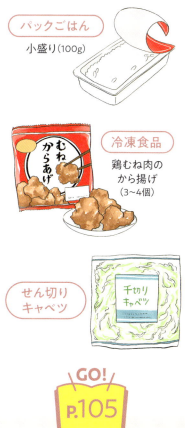

パックごはん

小盛り（100g）

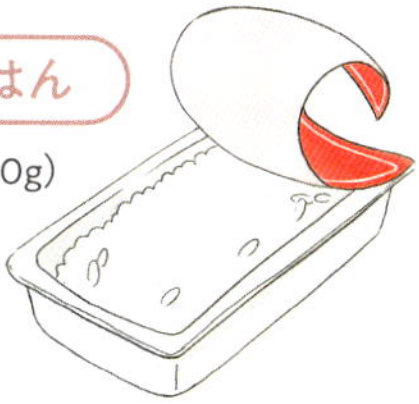

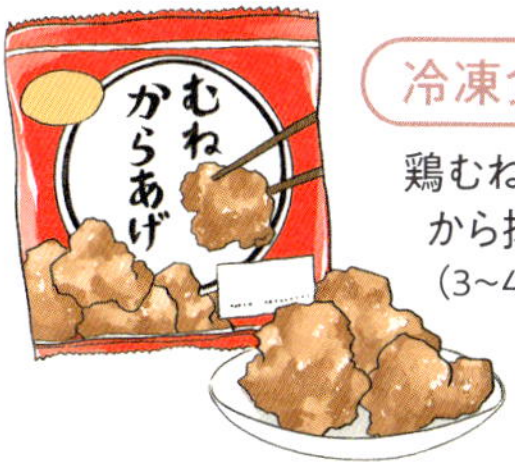

冷凍食品

鶏むね肉のから揚げ

（3～4個）

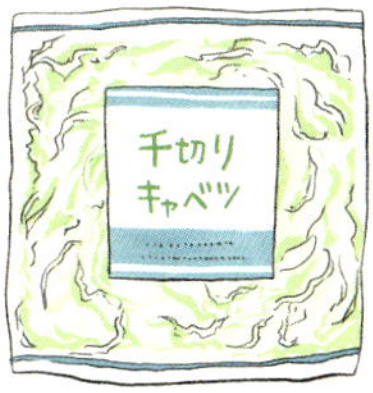

せん切りキャベツ

GO! P.105

朝食・夕食が自炊タイプ

朝も夜も自炊派という人は、「朝食」「夕食」の献立を2週間、そのままマネして作ってみましょう。朝食は毎日同じメニューでOK。2週間で糖質・脂質オフ、食物繊維たっぷりの献立がわかり、その後の食事での血糖コントロールにも活かせます。

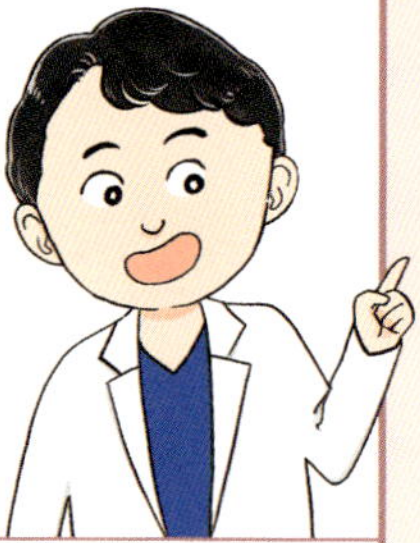

夕食 1週目

DAY01

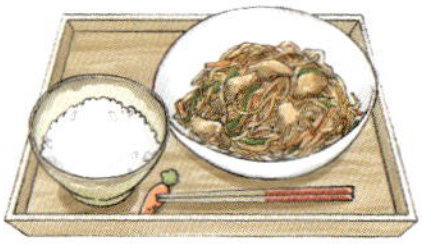

p.72
◎ 豚肉とたっぷり野菜の焦がししょうゆ炒め
◎ ごはん（100g）

DAY02

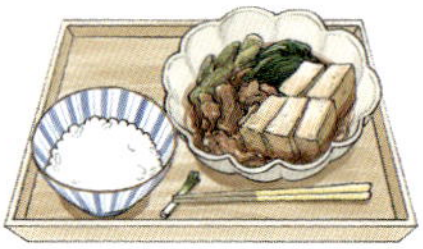

p.74
◎ 味しみ肉豆腐
◎ ごはん（100g）

DAY03

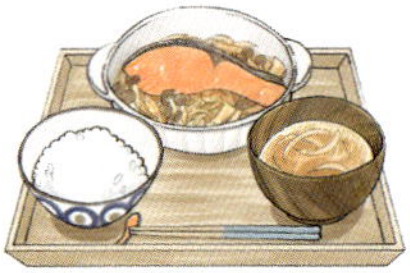

p.76
◎ さけときのこのさっぱりレンジ蒸し
◎ レンチン玉ねぎの即席みそ汁
◎ ごはん（100g）

夕食 2週目

DAY08

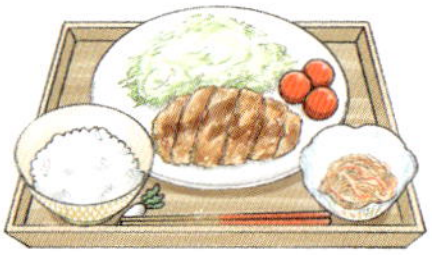

p.88
◎ 揚げないサクサクとんカツ
◎ 切干し大根とカニかまのサラダ
◎ ごはん（100g）

DAY09

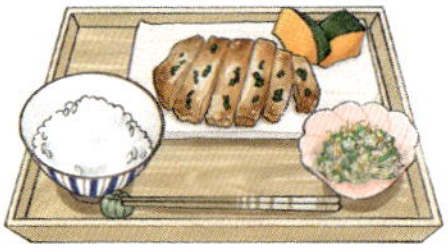

p.90
◎ 豚肉のねぎみそ香り焼き＆かぼちゃ
◎ えのきとオクラのおかかあえ
◎ ごはん（100g）

DAY10

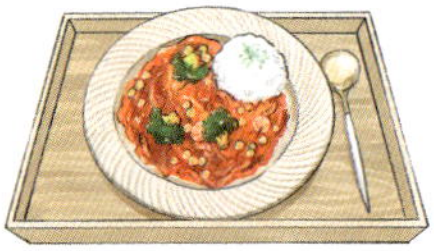

p.92
◎ 豆とシーフードのトマト煮
◎ ごはん（100g）

この本で紹介する朝食と夕食の献立は、ライフスタイル、食の好みに合わせて柔軟に組み合わせることができます。3つのタイプ別に2週間の献立を考えました。ぜひ参考にしてください。

朝食

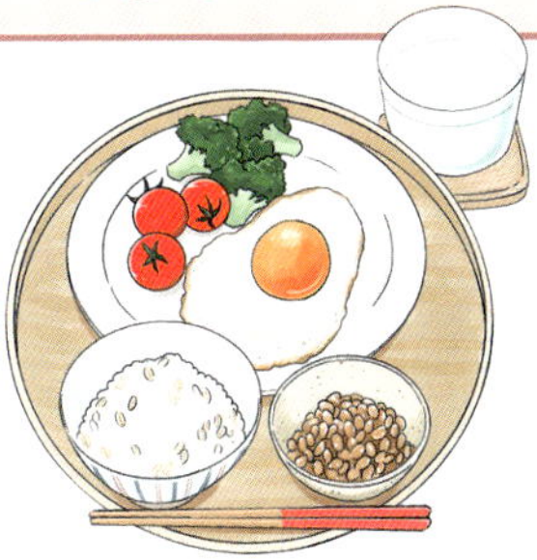

朝食はごはんで…

p.42

◎ 目玉焼き+冷凍ブロッコリー、ミニトマト
◎ 納豆
◎ もち麦ごはん
◎ 水か無糖のお茶

DAY 07

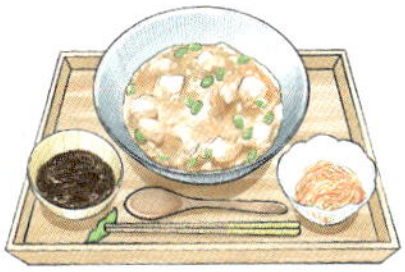

p.84

◎ ツナと豆腐のリセットがゆ
◎ 切干し大根とカニかまのサラダ
◎ もずく酢

DAY 06

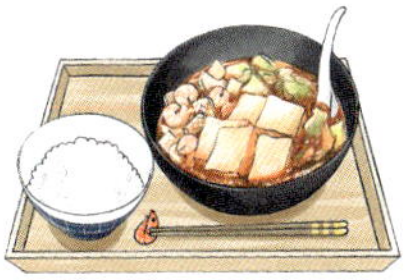

p.82

◎ 魚介と豆腐の辛うまキムチチゲ
◎ ごはん(100g)

DAY 05

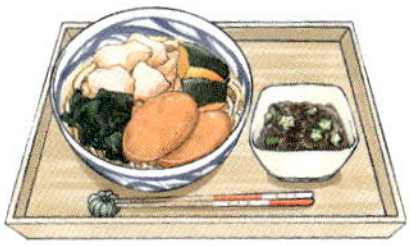

p.80

◎ あったか煮込みうどん
◎ もずくオクラ

DAY 04

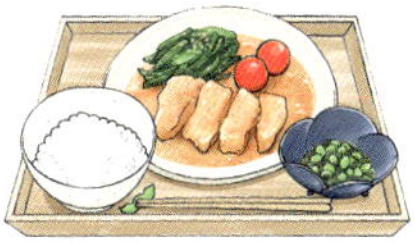

p.78

◎ レンチンよだれ鶏
◎ 枝豆のめかぶあえ
◎ ごはん(100g)

DAY 14

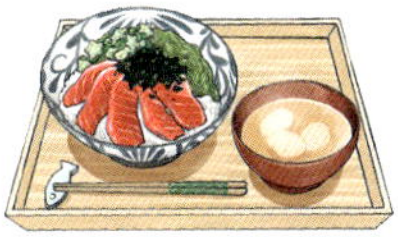

p.100

◎ まぐろとめかぶオクラのばくだん丼
◎ お麩の即席みそ汁

DAY 13

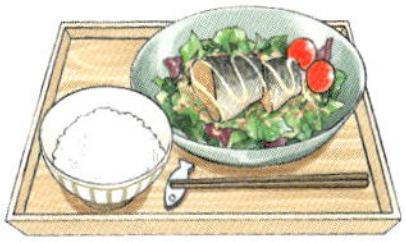

p.98

◎ さば缶ボリュームおかずサラダ
◎ ごはん(100g)

DAY 12

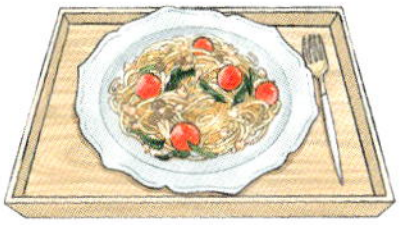

p.96

◎ 鶏ひき肉と小松菜のワンパンパスタ

DAY 11

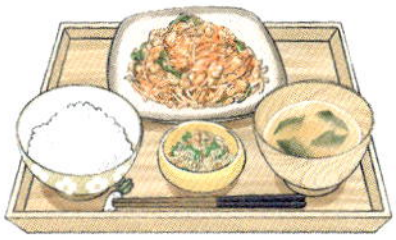

p.94

◎ 鶏ひき肉と大根の甘辛炒め煮
◎ えのきとオクラのおかかあえ
◎ わかめの即席みそ汁
◎ ごはん(100g)

朝食は自炊、夕食はときどきお惣菜タイプ

自炊しているけれど、ときどきコンビニやスーパーのお惣菜の夕食になるタイプは、下のようにお惣菜を取り入れ、血糖コントロールダイエットをしてみましょう。朝食は毎日同じメニューで固定し、夕食の献立は食べたいもの、作りやすいものを選んでOK。

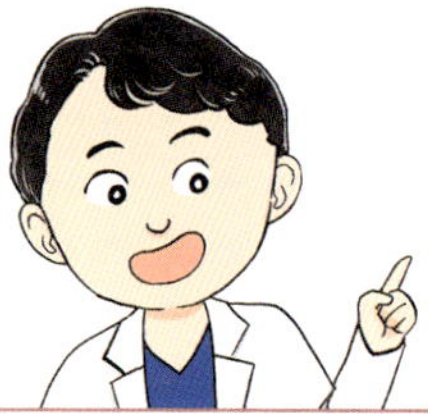

夕食 1週目

DAY01

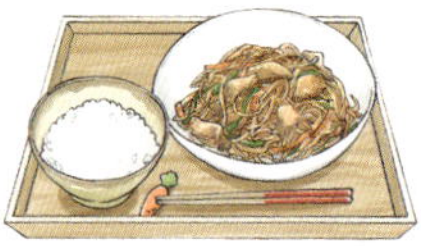

p.72
◎ 豚肉とたっぷり野菜の焦がししょうゆ炒め
◎ ごはん（100g）

DAY02

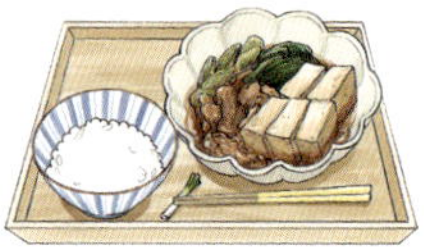

p.74
◎ 味しみ肉豆腐
◎ ごはん（100g）

DAY03

お惣菜デー

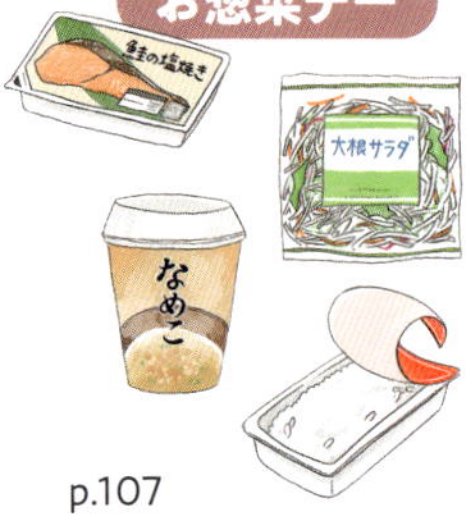

p.107
◎ さけの塩焼き
◎ 大根サラダ
◎ なめこの即席みそ汁
◎ ごはん（100g）

夕食 2週目

DAY08

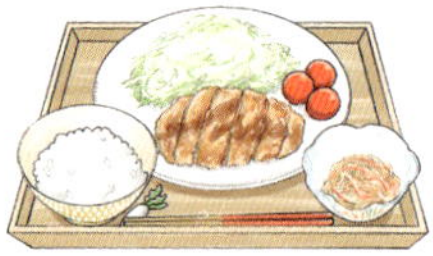

p.88
◎ 揚げないサクサクとんカツ
◎ 切干し大根とカニかまのサラダ
◎ ごはん（100g）

DAY09

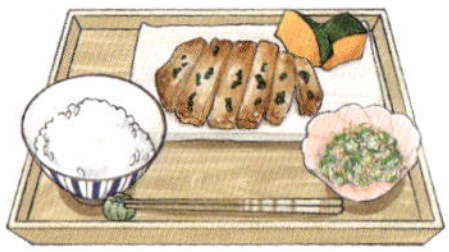

p.90
◎ 豚肉の香りねぎみそ香り焼き＆かぼちゃ
◎ えのきとオクラのおかかあえ
◎ ごはん（100g）

DAY10

お惣菜デー

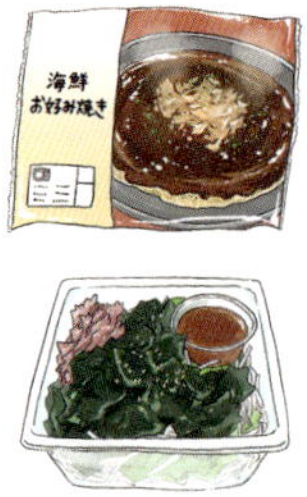

p.109
◎ 海鮮お好み焼き
◎ 海藻サラダ

朝食

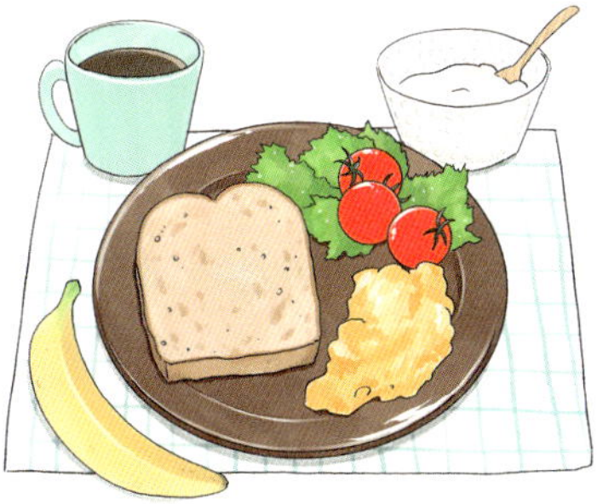

朝食はパンで…

P.44

◎ スクランブルエッグ
　+カットレタスとミニトマトのサラダ
◎ 全粒粉食パン
◎ ギリシャヨーグルト
◎ バナナ
◎ 無糖コーヒー

DAY07

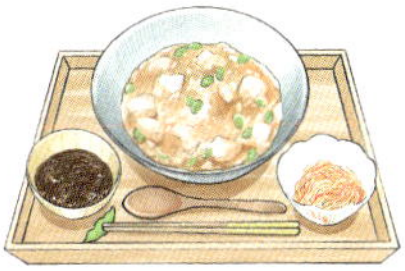

p.84

◎ ツナと豆腐の
　リセットがゆ
◎ 切干し大根と
　カニかまのサラダ
◎ もずく酢

DAY06

お惣菜デー

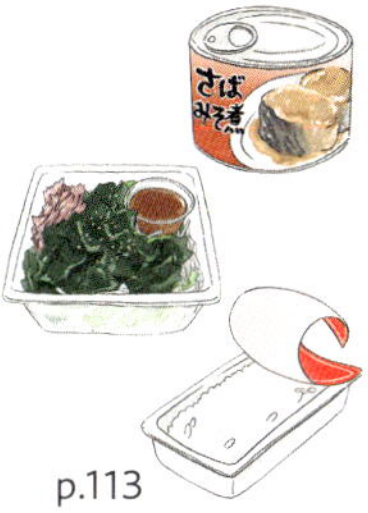

p.113

◎ さばみそ煮缶
◎ 海藻サラダ
◎ ごはん(100g)

DAY05

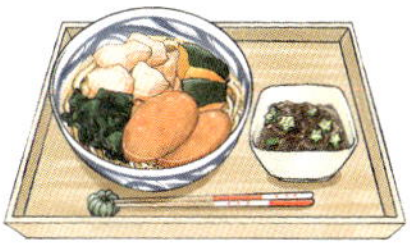

p.80

◎ あったか煮込みうどん
◎ もずくオクラ

DAY04

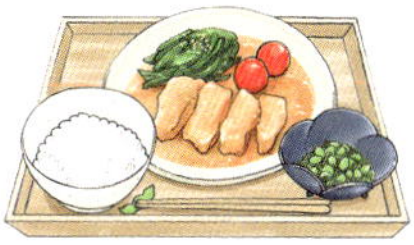

p.78

◎ レンチンよだれ鶏
◎ 枝豆のめかぶあえ
◎ ごはん(100g)

DAY14

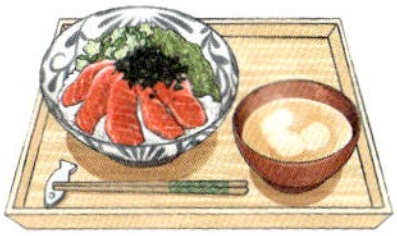

p.100

◎ まぐろとめかぶ
　オクラのばくだん丼
◎ お麸の即席みそ汁

DAY13

お惣菜デー

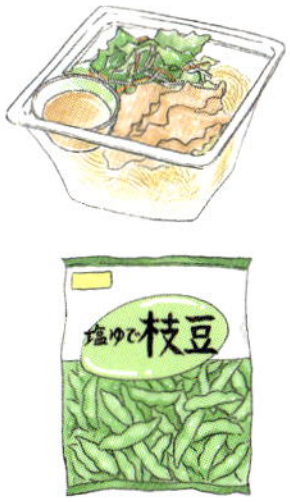

p.108

◎ 豚しゃぶパスタサラダ
◎ 冷凍枝豆

DAY12

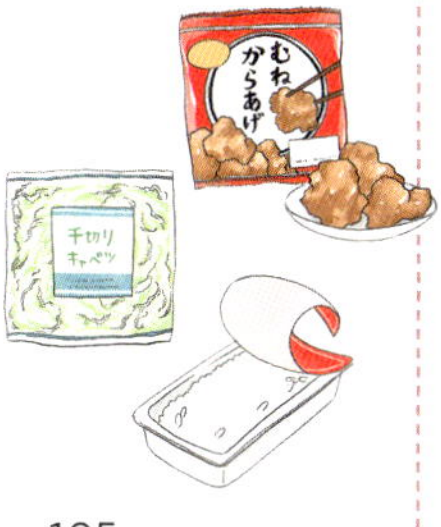

p.105

◎ 鶏むね肉の
　から揚げ
◎ せん切りキャベツ
◎ ごはん(100g)

DAY11

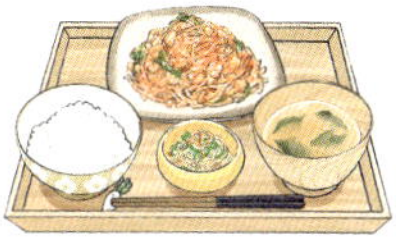

p.94

◎ 鶏ひき肉と大根の
　甘辛炒め煮
◎ えのきとオクラの
　おかかあえ
◎ わかめの即席みそ汁
◎ ごはん(100g)

外食やコンビニごはんが多いタイプ

夕食を外食にすると糖質、脂質、塩分が多くなりやすいので、この2週間はできるだけお惣菜を組み合わせて血糖コントロールダイエットを実践!　外食する日は、第3章（p.56~）の食べたいメニュー別の選び方、食べ順の工夫を参考にしてください。

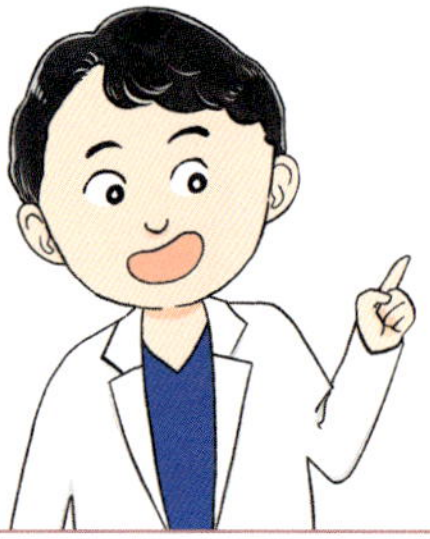

夕食 1週目

DAY 01

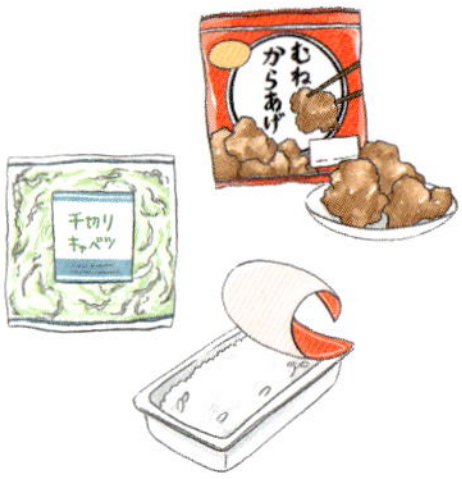

p.105
◎ 鶏むね肉のから揚げ
◎ せん切りキャベツ
◎ ごはん（100g）

DAY 02

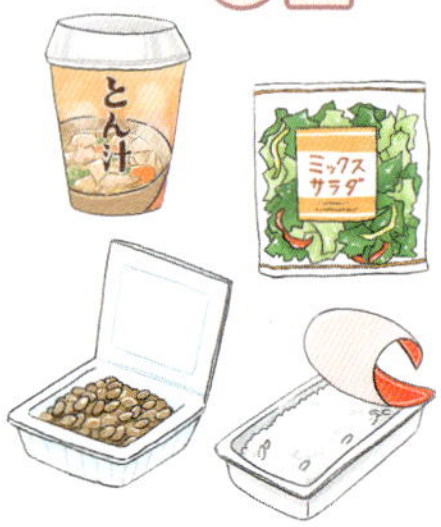

p.106
◎ 豚汁
◎ 納豆
◎ ミックスサラダ
◎ ごはん（100g）

DAY 03

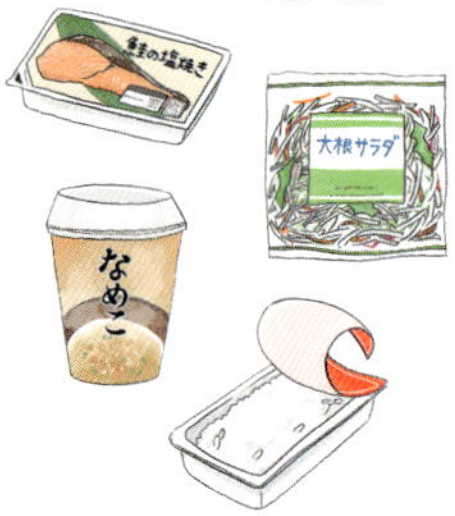

p.107
◎ さけの塩焼き
◎ 大根サラダ
◎ なめこの即席みそ汁
◎ ごはん（100g）

夕食 2週目

DAY 08

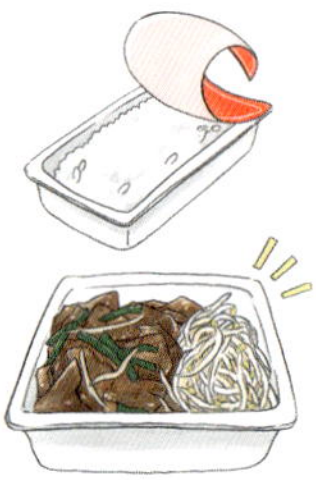

p.110
◎ レバニラ炒め
◎ もやし（レンチン）
◎ ごはん（100g）

DAY 09

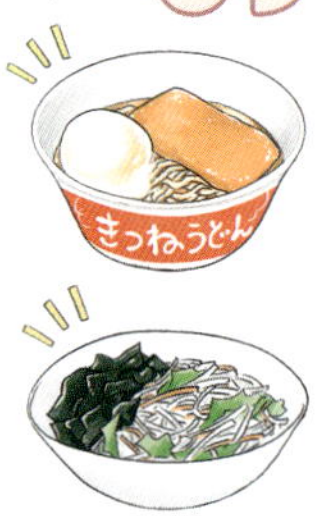

p.111
◎ カップきつねうどん+温泉卵
◎ 大根サラダ+カットわかめ

DAY 10

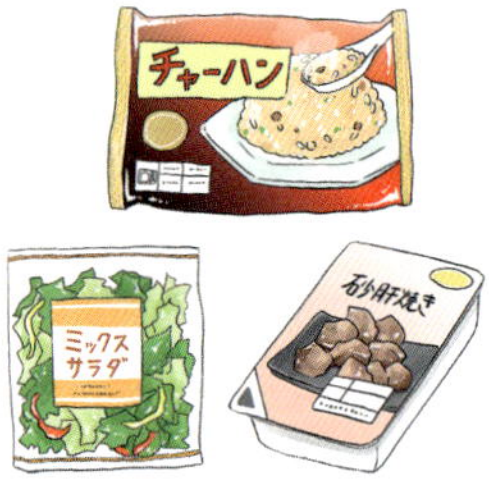

p.113
◎ 冷凍チャーハン（120g）
◎ 砂肝焼き
◎ 緑黄色野菜入りミックスサラダ

朝食

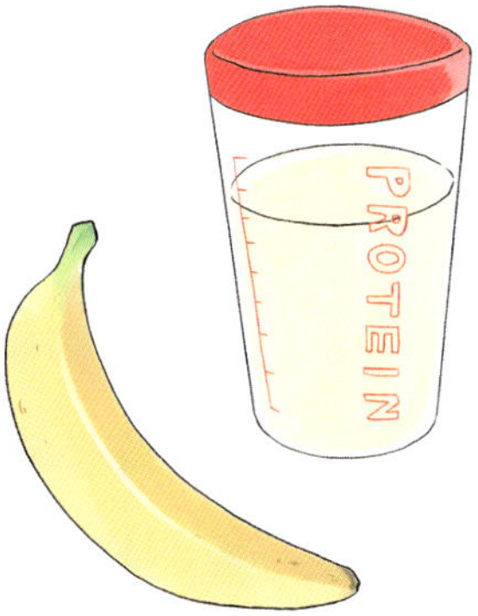

朝食は**軽めに…**

P.48
◎ プロテイン
◎ バナナ

DAY 04

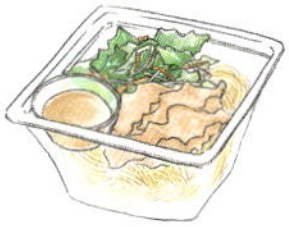

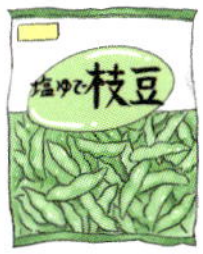

p.108
◎ 豚しゃぶパスタサラダ
◎ 冷凍枝豆

DAY 05

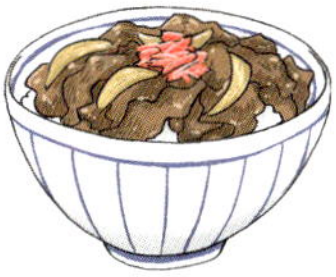

外食デー

◎ 牛丼

チェーンの牛丼店で、ごはんの代わりに豆腐を使った牛丼にして糖質オフ。わかめのみそ汁、サラダをセットにして満足感アップ。

DAY 06

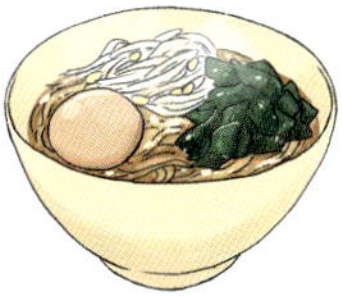

外食デー

◎ ラーメン

もやし、わかめ、味玉など食物繊維とたんぱく質の具をトッピングして最初に食べる。お店を出たら散歩してエネルギーを消費!

DAY 07

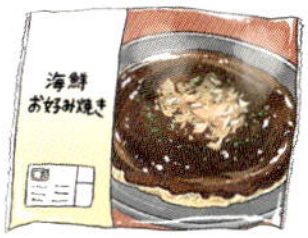

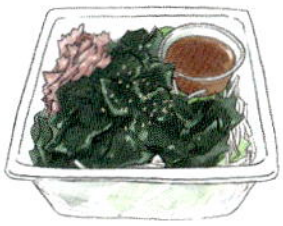

p.109
◎ 海鮮お好み焼き
◎ 海藻サラダ

DAY 11

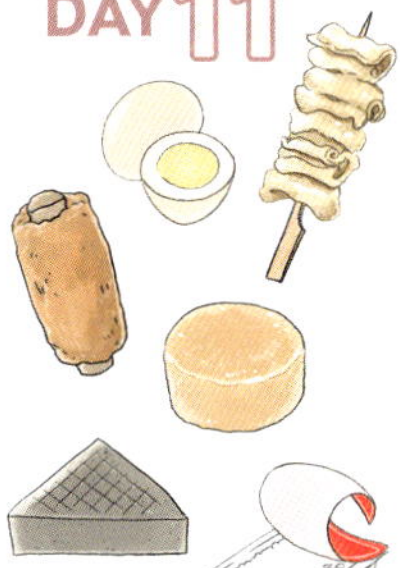

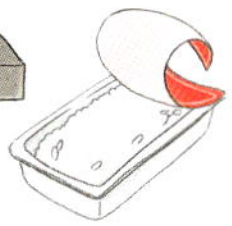

p.112
◎ おでん
(牛すじ串、卵、大根、ごぼう巻き、こんにゃく)
◎ ごはん(100g)

DAY 12

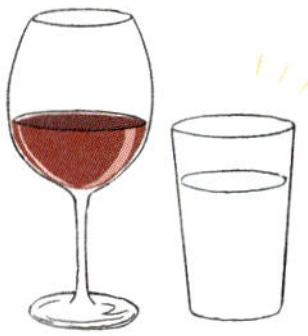

外食デー

◎ 飲み会

飲み会の予定が決まっていたら朝食と昼食を軽めにしてエネルギー量を調整。お酒は水といっしょに飲んでアルコールは控えめに。

DAY 13

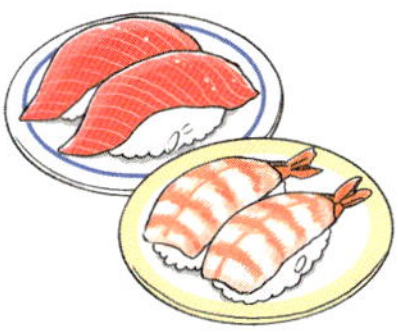

外食デー

◎ 回転寿司

しゃり少なめで注文できる回転寿司店へ。サイドの枝豆を最初に食べ、好みのネタを12貫。帰りは散歩してエネルギー消費!

DAY 14

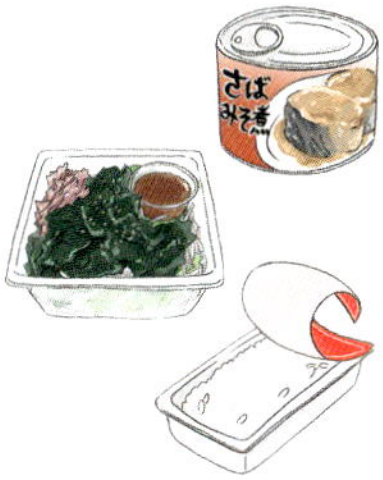

p.113
◎ さばみそ煮缶
◎ 海藻サラダ
◎ ごはん(100g)

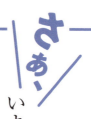

さあ、

いよいよ血糖コントロールダイエットの実践編です！
第1章でお伝えした基本と献立の選び方をもとに、
あなたの食の好みやスタイルに合わせて
メニューを選んでください。
まずは、1日の血糖値の変動を安定させるための
準備運動になる朝食編からスタートです！

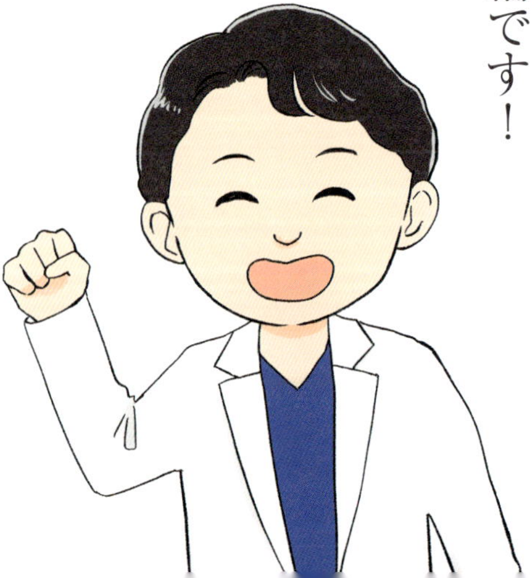

第2章

朝たんぱく質&食物繊維で
1日の血糖値を制する！

朝食編

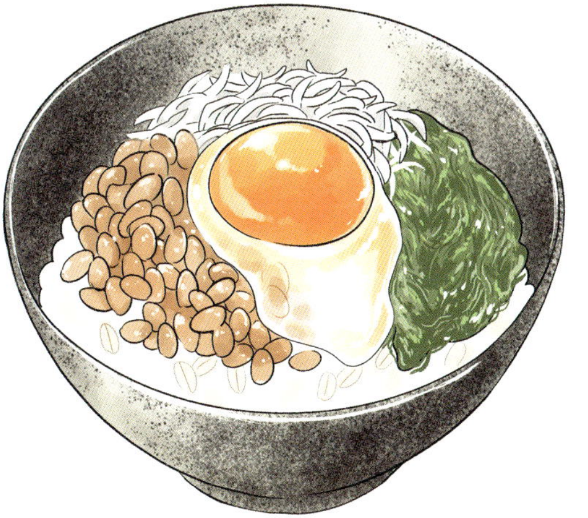

朝食で狙う
効果

朝たんぱく&食物繊維で！

朝の空腹状態からの**血糖値の爆上げ**&**筋肉の分解を阻止**する

昼食の**セカンドミール効果**を全力で得る！

起床後は、長い空腹時間により膵臓《すいぞう》が休んでいるタイミングです。おにぎりのみ、パン＋野菜ジュースなど糖質に偏った朝食は消化吸収が速く、血糖値が急上昇。休みモードだった膵臓はすぐにはインスリンをたくさん出せず、食後高血糖になります。それを防ぐ朝食は **❶適量の糖質＋たんぱく質、食物繊維が豊富な食材を組み合わせる ❷「たんぱく質&食物繊維↓糖質」の順番で食べて血糖値の急上昇を抑えること** がポイントです。

次のページのグラフは、僕が空腹状態で「おにぎり」を食べたとき、「サラダチキン↓おにぎり」の順番で食べたときの血糖値の変化です。たんぱく質をとってから糖質をとると消化吸収がゆっくりになり、血糖値の変化がゆるやかに。また、食物繊維も糖質の吸収を遅くし血糖値の急上昇を抑えます。

さらに、たんぱく質、食物繊維は消化管ホルモンのGLP-1の分泌を促し、膵臓のインスリン分泌を促進。朝食（ファーストミール）でこの準備運動をしておくと、次の昼食（セカンドミール）で膵臓がすぐ反応してインスリンを分泌でき、1日を通して血糖値の変化をゆるやかにする効果が期待できるのです。

このセカンドミール効果を全力で得るために、「朝たんぱく質&食物繊維」の朝食を紹介します。起床後の空腹時は糖新生が起こって筋肉の分解が進みやすくなりますが、朝食でたんぱく質をしっかりとることで筋肉量の減少を抑制。食物繊維が豊富なので腸内環境が整い、便秘改善にもつながります。

おにぎり1個だけを
空腹状態で食べると…

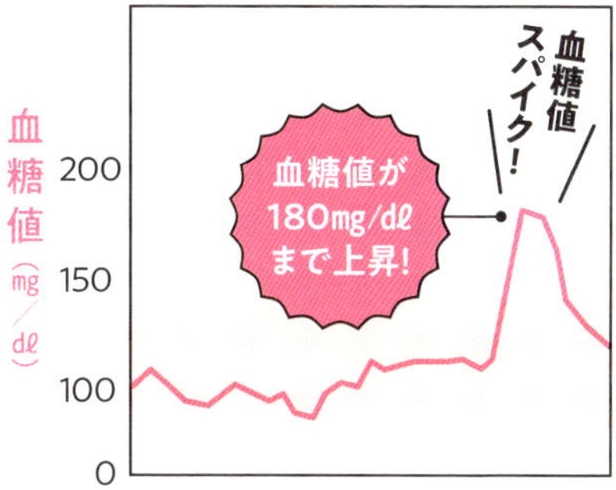

コンビニのツナマヨおにぎり1個（ごはん100g、糖質40gほど）を食べたところ、血糖値が180mg/dℓまで上昇し、急降下。主食だけの朝食はすぐ吸収されて血糖値スパイクに。

たんぱく質ファースト
で食べると!

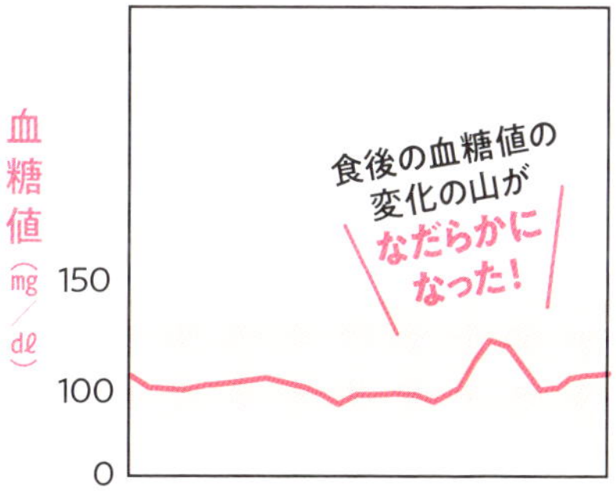

空腹時に「**コンビニのサラダチキンスティック➡ツナマヨおにぎり1個**」の順番で食べたところ血糖値のピークが140mg/dℓに抑えられました。たんぱく質で消化をゆっくりに。

※ 血糖値の測定機器は「FreeStyleリブレ」を使用。食後の血糖値の変動の数値は個人差があります。

朝の血糖値爆上げを阻止する3つの作戦

作戦1 起床後に、水か白湯、無糖のお茶をコップ1杯飲もう

起床後は水や白湯などを飲み、体内の水分バランスを整えます。甘い飲み物（スポーツ飲料、炭酸飲料、野菜・果物ジュースなど）は単純糖質で、主食の複合糖質よりも吸収速度が速く、空腹時に飲むと血糖値を急激に上げます。

作戦2 朝食は固定化するのが正解！バランス・手軽さ・コスパを重視

“モーニングルーティーン”という言葉がありますが、PFCバランスの整った朝食を固定化すれば迷うことなく、簡単に続けることができます。p.42から紹介する朝食は忙しい朝でも手軽に作れ、コスパも優秀なので、ぜひマネしてみてください。左ページの食材も参考に。

作戦3 たんぱく質&食物繊維ファーストを徹底し血糖値の爆上がりを阻止！

起床後は空腹時間が長くなっており、食事の最初に糖質を一気にとると血糖値が爆上がりすることに。たんぱく質はゆっくり消化・吸収され、食物繊維は小腸で糖質の吸収を穏やかにします。朝食では〝たんぱく質、食物繊維ファースト〟の食べ順の徹底を！

バランス・手軽さ・コスパを満たす

朝たんぱく・食物繊維のスタメン食材

たんぱく質

主食

植物性

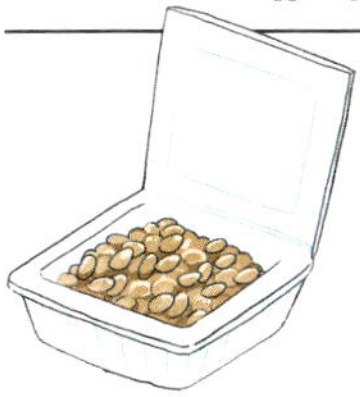

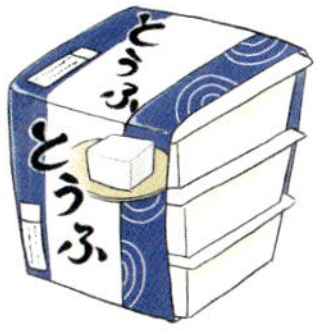

納豆

ミニ豆腐

3連パックの納豆、ミニ豆腐は、朝の植物性たんぱく質の補給に便利。納豆は食物繊維もとれます。植物性たんぱく質をとる習慣は腸や血管の若さを保ち、血糖コントロールにも。

動物性

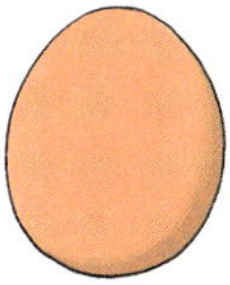

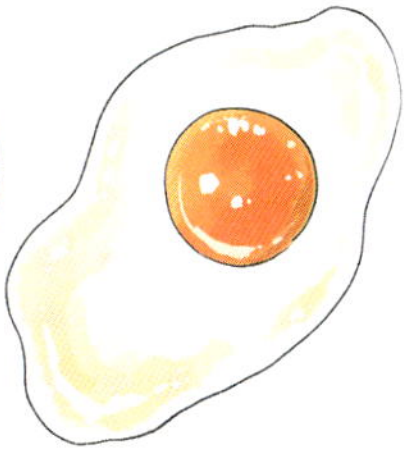

卵

卵は良質なたんぱく質が豊富で、ビタミンCと食物繊維以外の栄養素が詰まった準完全栄養食品。

注! コレステロール値が気になる方は、別の食材で代用しましょう（p.43参照）。

食物繊維

主食

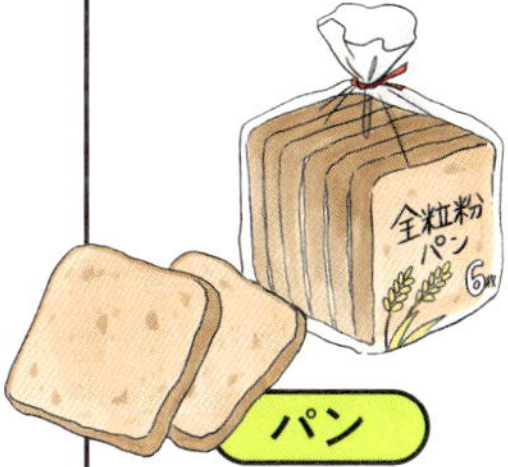

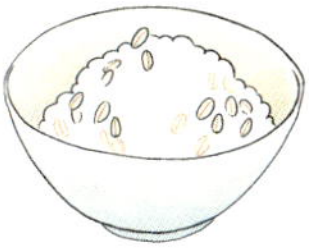

パン

全粒粉、
ライ麦、
ブランパン

ごはん

玄米、大麦
押し麦、もち麦
雑穀ごはん

食物繊維は、腸で糖質の吸収を抑えて血糖値の上昇をゆるやかにします。主食は、食物繊維が多い“茶色い”食品を選ぶと、セカンドミール効果の後押しに。

副菜

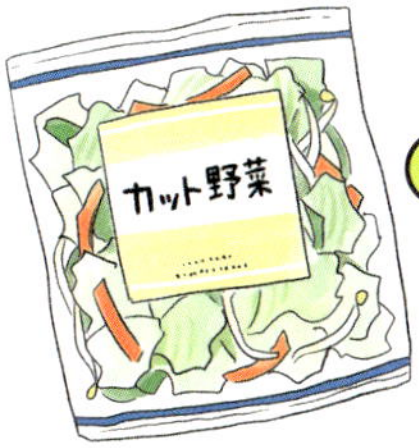

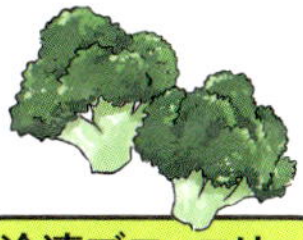

冷凍ブロッコリー

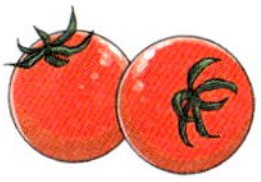

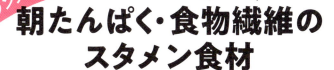

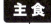

カット野菜サラダ

ミニトマト

冷凍ブロッコリー、カット野菜サラダ、ミニトマトなど包丁いらずの野菜なら朝の準備もラク。食物繊維がとれ、最初に食べることで糖質の吸収を抑えます。

最高の朝食

ごはん
Japanese Breakfast

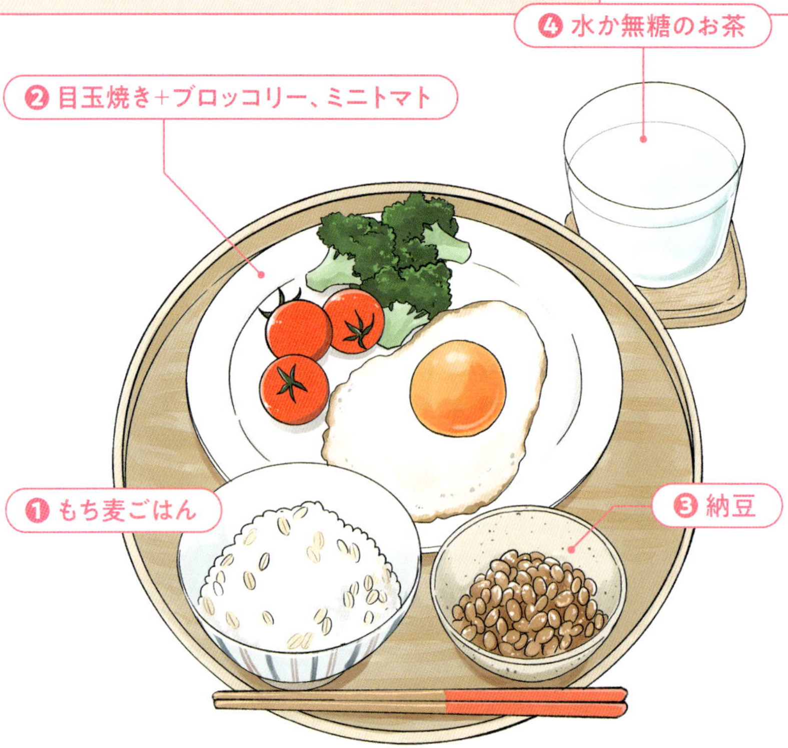

❹ 水か無糖のお茶
❷ 目玉焼き+ブロッコリー、ミニトマト
❶ もち麦ごはん
❸ 納豆

この献立の推しPOINT!

▶朝から食物繊維をしっかりとるために、もち麦ごはんをチョイス

▶納豆の植物性たんぱく質、食物繊維、納豆菌が腸と血管を若々しく!

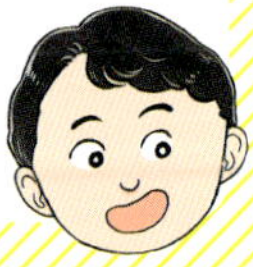

DATA

311kcal

たんぱく質	19.3g
脂質	11.5g
炭水化物	38.7g
糖質	28.2g
食物繊維	10.5g

※ごはんは100gで計算しています。

たんぱく質は、動物性の卵+植物性の納豆。食物繊維は、もち麦ごはん、納豆、切る手間いらずの野菜からとることができます。
血糖コントロールはもちろん、バランス、手軽さ、コスパ最高の朝食です。

1 もち麦ごはん 茶碗小盛り1杯分（100~150g）

次の昼食でも血糖値の上昇をゆるやかにするセカンドミール効果を狙うため、食物繊維がとれるもち麦ごはんに。他にも、玄米、大麦、押麦、雑穀ごはんなど好みのものを選んでOKです。まとめて炊いて100〜150gずつ小分けに冷凍保存しておき、朝はレンチンするだけにすればラク。

白米ごはんが食べたい人は…	もずく酢、味つきめかぶなど、食物繊維がとれるほかの食材をプラスして最初に食べましょう。

2 目玉焼き（卵1個）+ 冷凍ブロッコリー + ミニトマト

目玉焼きはフッ素樹脂加工のフライパンで、油をひかずに焼いて脂質カット。卵からはたんぱく質、ビタミン、ミネラルがとれます。食物繊維と抗酸化ビタミンを含む冷凍ブロッコリー（レンジで解凍）とミニトマトを添えれば、まな板、包丁いらずで彩りのいいひと皿に。味つけは、しょうゆや塩、こしょうで。

卵のコレステロールが気になる場合は…	焼きざけ、ツナ・さば缶（水煮）、魚肉ソーセージなど不飽和脂肪酸を含む魚、または豆腐、五目豆などの植物性のたんぱく質を足しましょう。

3 納豆

発酵食品の納豆は、植物性たんぱく質、食物繊維、納豆菌、ビタミンB_2、B_6、Kがとれ、血糖値改善&腸と血管を若くするイチ推し食材。付属のタレでシンプルに食べるか、味つきめかぶ、刻みオクラをトッピングしても。

納豆が苦手なら…	冷奴、豆腐の即席みそ汁などにチェンジ。みそ汁にカットわかめ、とろろ昆布で食物繊維を足せます。しらす、麩でたんぱく質をちょい足ししても。

4 水か無糖のお茶（好みのもの）

脂肪燃焼を促すにはポリフェノールのカテキン、ケルセチンを含む緑茶、カフェインやクロロゲン酸がとれる無糖コーヒーもおすすめ。

最高の朝食

パン
Western Breakfast

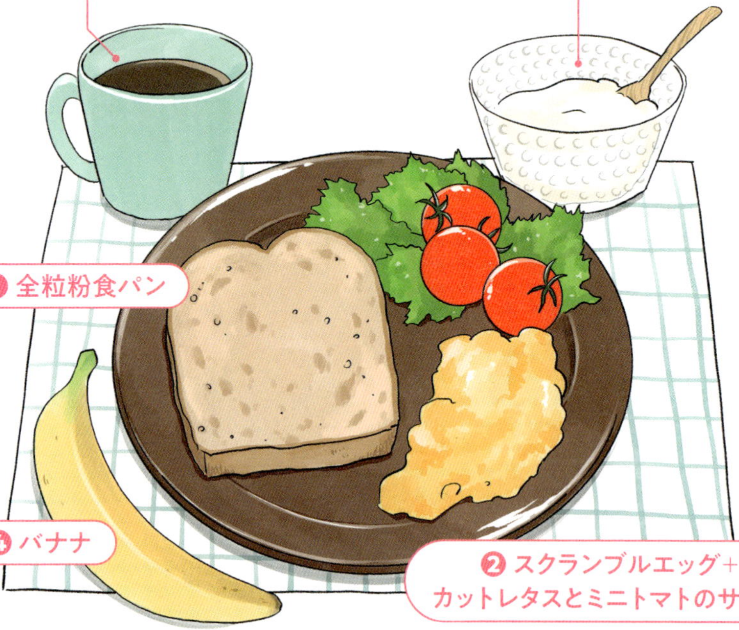

⑤ 無糖コーヒー
③ ギリシャヨーグルト
① 全粒粉食パン
④ バナナ
② スクランブルエッグ+
カットレタスとミニトマトのサラダ

この献立の推しPOINT!

▶全粒粉食パン、バナナ、
カットレタスのサラダで
食物繊維たっぷりの朝食に!

▶卵+ギリシャヨーグルトで
筋肉作りに欠かせない
たんぱく質がとれます

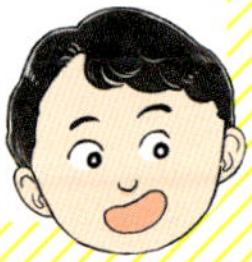

DATA

386kcal

たんぱく質	17.9g
脂質	9.9g
炭水化物	61.1g
糖質	56.1g
食物繊維	5.0g

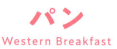

**ボリューム満点ですが、エネルギーは適正かつPFCバランスばっちり！
脂質の多いベーコンやハムは使わず、卵＋脂肪0のギリシャヨーグルトを組み合わせてたんぱく質をしっかりとります。**

1 全粒粉食パン（6枚切り・1枚）

朝食での血糖値上昇を抑制するには、精製された小麦の白い食パンよりも食物繊維が多い全粒粉食パンを選ぶと○。バターはつけずシンプルに。

白い食パンを食べたい人は…	サラダの野菜の量を増やすか、カットわかめ（戻して水気をきる）をのせて最初に食べたり、糖質は少し上がりますが蒸しサラダ豆をトッピングしたりして食物繊維をプラス。

2 スクランブルエッグ（卵１個分）＋カットレタスとミニトマトのサラダ

塩、こしょうで味つけして、油をひかずに焼いたスクランブルエッグ（ほかの卵料理でもOK）に、カットレタス70g、ミニトマト3個を添え、好みのドレッシングをかけます。ざくざく食感のレタスが早食いを防いで血糖コントロール&満足感アップ。

まな板、包丁いらずで朝ラク!	カット野菜のサラダは、レタス、キャベツの淡色野菜のほか、サラダほうれん草、パプリカなど緑黄色野菜がミックスされたものを選んでもOK。

3 ギリシャヨーグルト（脂肪0タイプ）

ヨーグルトを水きりし、たんぱく質が凝縮されているのが「ギリシャヨーグルト」。脂肪0タイプを選べば、エネルギーと脂質を抑えられます。加糖タイプ（好みのフレーバー）を選ぶか、無糖タイプを選んで血糖値&腸によい食材をトッピングしても。

無糖タイプにおすすめのトッピング	大豆のたんぱく質と食物繊維を足せる「きな粉」、腸内細菌のエサになるオリゴ糖を含むはちみつ（または市販のオリゴ糖）で甘みをプラス。❹のバナナと合わせてフルーツヨーグルトにしても。

4 バナナ（1本）

主食が食パン6枚切り・1枚だと糖質量が約30gと少なめのため、バナナをプラス。バナナは糖質が多めの果物ですが、適量なら血糖値や便秘改善のサポーターに。腸内細菌のエサになる食物繊維とオリゴ糖、便をやわらかくするマグネシウムもとれます。

他のフルーツでもOK!	◉緑のキウイフルーツ　1個 ◉りんご　1/2個 ◉ブルーベリー　100gなど	果物は1日当たりにぎりこぶし1個分の量（1日200g・糖質20gまで）を目安にして食べすぎに注意しましょう。

5 無糖コーヒー

コーヒーのポリフェノールのクロロゲン酸が食後の血糖値の上昇をゆるやかにし、カフェインの脂肪燃焼作用も期待できます。ブラックが苦手ならソイラテでも。

より手軽に済ませるなら

朝たんぱく&食物繊維のワンプレート朝食

時短&手軽に済ませたいなら、こちらのワンプレート朝食をチェック。
主食の糖質に偏らず、たんぱく質、食物繊維の食材をのせるだけで
簡単でバランスのよいひと皿に!

血糖コントロール&腸を元気にしてくれる
ヘルシー食材を**全部のせ!**

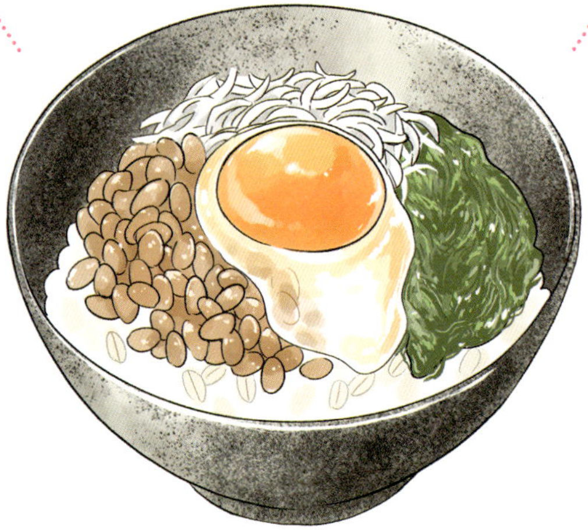

納豆、めかぶ、しらすの卵かけもち麦ごはん

材料 | 1人分

もち麦ごはん……………………120g
納豆…………………………1パック
卵……………………………1個
味つきめかぶ
(もずく、冷凍刻みオクラでもOK)……1パック
しらす………………………10g

作り方

もち麦ごはんを丼に盛り、たれを入れて混ぜた納豆、めかぶ、しらすをのせ、卵を割り入れる。好みでかつお節を加えると風味がアップ!

DATA 333kcal

たんぱく質	20.5g
脂質	11.9g
炭水化物	42.1g
糖質	31.3g
食物繊維	10.8g

血糖値改善&ダイエットPOINT

◎ もち麦ごはん+納豆+めかぶで、血糖値の上昇を抑える水溶性食物繊維たっぷり。
◎ 納豆+卵+しらすから、筋肉を作るもとになるたんぱく質がとれます。

和の健康最強食「納豆」をトーストにのせちゃうアイデアもあり!

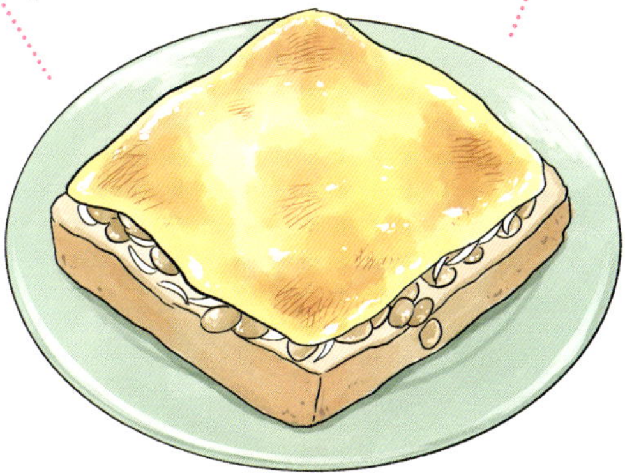

納豆、しらす、チーズの全粒粉トースト

材料 | 1人分

全粒粉食パン(6枚切り)……………1枚
納豆……………………………………1パック
しらす…………………………………10g
とろけるスライスチーズ…………1枚

作り方

全粒粉食パンに、たれを入れて混ぜた納豆をスプーンで広げ、しらすを全体にちらし、スライスチーズをのせる。オーブントースターで3〜4分ほどチーズがこんがりするまで焼く。

血糖値改善&ダイエット POINT

◎ 食物繊維がとれる全粒粉食パンに、納豆+しらす+チーズをのせてたんぱく質を補給&血糖値の上昇をゆるやかに。
◎ しらすとチーズのほどよいうまみ、コクが合わさって1品朝食でも満足感あり!

DATA **325** kcal

たんぱく質	22.6g
脂質	13.6g
炭水化物	33.8g
糖質	26.3g
食物繊維	7.5g

糖質オフシリアルの豆乳がけ

材料 | 1人分

糖質オフ・高たんぱくのシリアル……………………50g
無調整豆乳…………………200㎖

作り方

シリアルを器に盛り、豆乳をかける。

DATA **270** kcal

たんぱく質	22.5g
脂質	12.9g
炭水化物	29.4g
糖質	14.2g
食物繊維	15.2g

糖質オフ&たんぱく質が豊富なシリアルで時短バランス朝食!

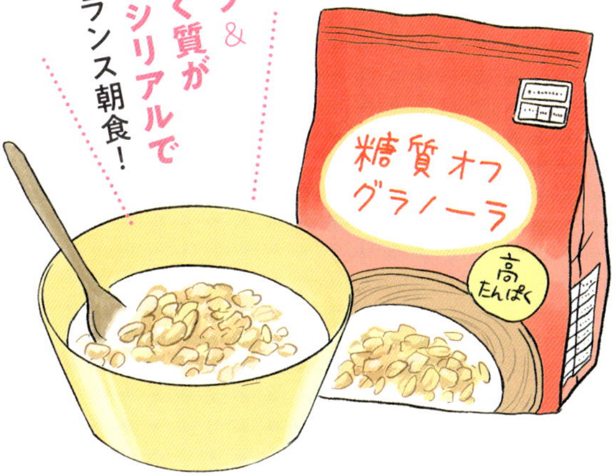

血糖値改善&ダイエット POINT

◎ 糖質オフで、たんぱく質、食物繊維が強化された(量の表示がある)シリアルが狙い目。商品により栄養価は異なります。
◎ シリアルは無意識に盛りすぎると高エネルギーになるので、表示の1食分の量をはかってみましょう。
◎ カロリーを抑えるには牛乳より無調整豆乳や低脂肪牛乳がおすすめ。

朝食は食べない or 軽め派なら

さくっと! たんぱく質ファースト朝食

ダイエット・血糖コントロール的に朝食は必ず食べたいところ。朝食抜きで昼まで空腹状態が続くと、昼食で血糖値が急上昇&筋肉の分解が進みやすくなります。食欲や時間がなくてもサクッと食べられるメニューと、たんぱく質ファーストの食べ順を参考にしてください。

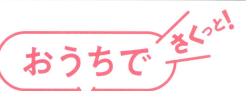

おうちで さくっと!

1

朝の身支度をしながら

プロテインを飲む

たんぱく質

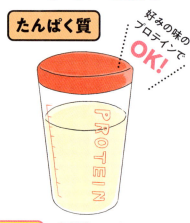

好みの味のプロテインでOK!

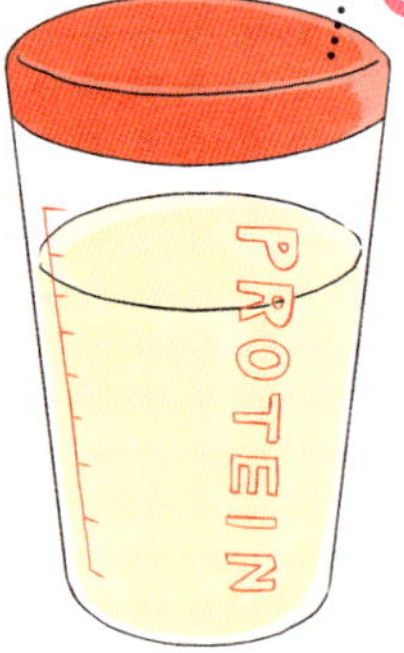

これでもOK!
- ◎ 豆乳 or ソイラテ
- ◎ 魚肉ソーセージ
- ◎ ゆで玉子 など

まずプロテインを作って身支度をしながら飲み、たんぱく質を最初にとります。プロテインは続けやすさ重視で、好みの種類（ホエイ、ソイ）、フレーバーでOK。僕はプロテインに食物繊維の粉末のイヌリンを足しています。

2

出勤前に

バナナ（1本）を食べる

炭水化物（糖質＋食物繊維）

包丁いらずで皮をむいてすぐ食べられる!

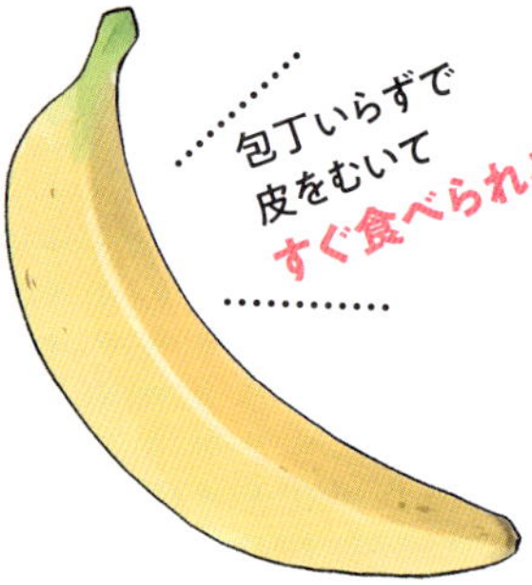

これでもOK!
- ◎ 全粒粉、ライ麦パン
- ◎ さつまいも 100g
- ◎ りんご ½個 など

プロテインを先に飲みきったら、皮をむくだけのバナナを食べ、炭水化物（糖質＋食物繊維）をとりましょう。身支度しながら「たんぱく質→炭水化物」の順にとる時間差作戦で、血糖コントロール効果を狙います。

コンビニでさくっと!

Ⓐたんぱく質Ⓑ炭水化物から1品ずつ選んで順番に食べる

コンビニで朝食を選ぶときは、「Ⓐたんぱく質」と「Ⓑ炭水化物」に分けるのがポイント。たんぱく質ファーストで食べて血糖値スパイクを防ぎましょう。

B 炭水化物(糖質+食物繊維)

◎ もち麦おにぎり 1個

もち麦入りおにぎりなど、食物繊維の量が表示されているものを選ぶと○。でも、コンビニおにぎりの糖質は40gと適量なので、好みの具の白米ごはんのおにぎりでもOK。

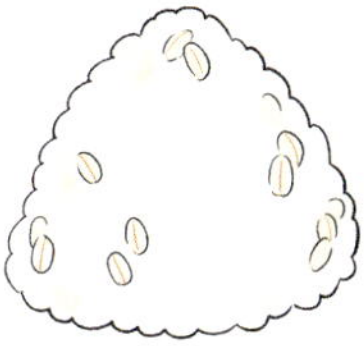

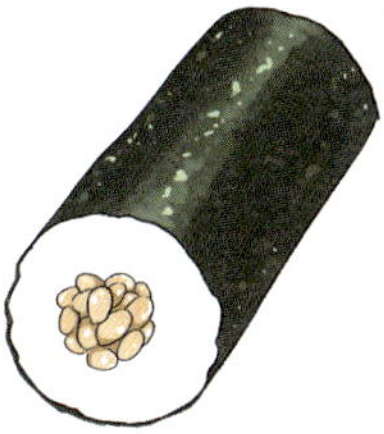

◎ 納豆巻 1本

ごはんは、冷やすことででんぷんの一部が食物繊維と似た働きをするレジスタントスターチに変化。冷えたまま食べる手巻き寿司は、その効果が期待できます。納豆巻きなら、食物繊維、たんぱく質もとれます。

◎ ミックスサンドイッチ

たまご&ハムサンドやカツサンドは脂質が高め。レタスやトマトなど野菜が多めのミックスサンドイッチは脂質が少なめです。糖質や脂質が多い菓子パンは避けて。

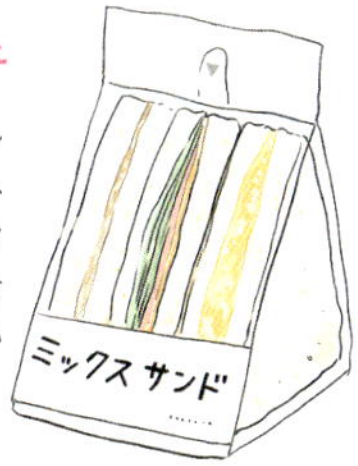

これでもOK!

◎ バナナ　◎ ブランパン
◎ ベーグルパン　◎ くるみパン
◎ たんぱく質がとれるサンドイッチ
(たんぱく質+糖質として1品でも)

A たんぱく質

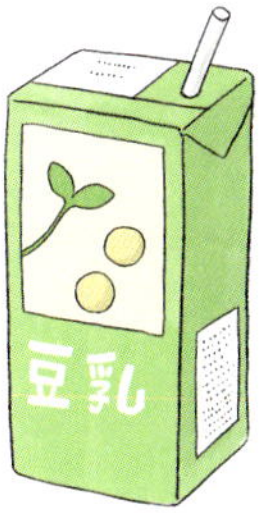

◎ 豆乳

大豆と水だけが原料の無調整豆乳がおすすめですが、飲みやすい調整豆乳、またはプロテインドリンクでもOK。

◎ スティックサラダチキン
◎ サラダフィッシュ

主食を最初に口にせず、肉・魚のたんぱく質を最初にとれば血糖値の変化がなだらかになります(p.39参照)。

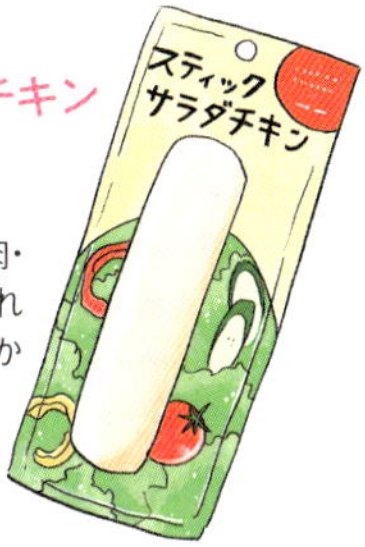

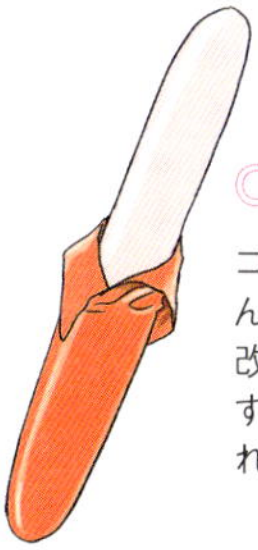

◎ 魚肉ソーセージ

コスパがよく、手軽に魚のたんぱく質、血中中性脂肪を改善するDHA、EPAもとれます。炭水化物が10gほど含まれるので、Bの食品と調整を。

これでもOK!

◎ ゆで卵
◎ ギリシャヨーグルト(脂肪0タイプ)
◎ プロテインバー、大豆バー
◎ たんぱく質がとれるサンドイッチ
(たんぱく質+炭水化物として1品でも)

３食の中でも太りにくい昼食は、
ダイエットのために食べたいものをガマンせず、
息抜きして大丈夫。
１日３食、100点をめざすと苦しくなってしまうので、
１食はゆるく食を楽しんで
70点をとり続けることが
ダイエットの継続のコツです。
好きなものを選んでも太りにくくなる
血糖値コントロールのメニュー選びのコツをお伝えしていきます！

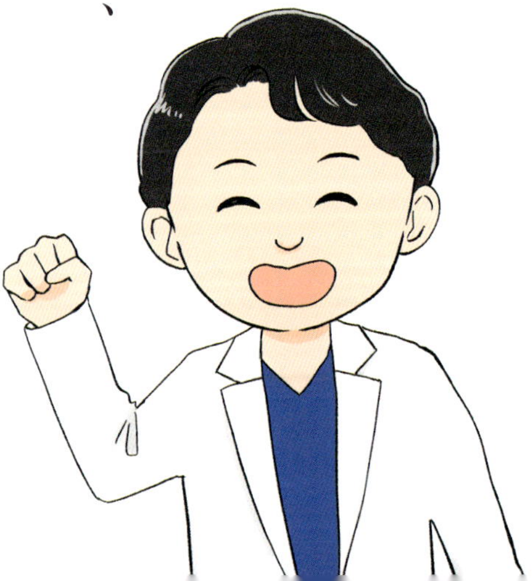

第3章

太りにくい昼に
好きなものを食べて
ゆるく無理なく
ダイエットを継続！

昼食編

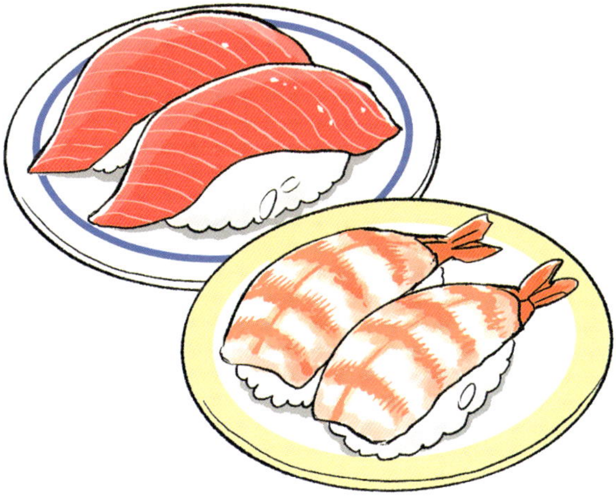

昼食で狙う
効果

食事を楽しむ&食べ順で!

昼食は食べたいものを選んでOK!
食を楽しみながらダイエットを継続

サブメニューの選び方、食べ順を工夫して
食後の血糖値の上昇をゆるやかに

糖尿病専門医で食べることが大好きな僕は、食を楽しみながら血糖コントロールダイエットする方法をみなさんにお伝えしています。

揚げ物、ラーメン、お寿司、クッキー、チョコレート、アイス…高糖質、高脂質なこれらの食品を「食べてはダメですか?」と質問されますが、**大事なのは食べるタイミングと量(摂取エネルギー)をコントロールすること。1日の摂取エネルギーの目標の範囲内であれば、食べてはいけないものはないのです。**

１日の中で体脂肪になりにくいのは昼食、15時ごろの間食のタイミングです。余ったエネルギーを体脂肪に変えて蓄積する働きがある体内時計を調整するたんぱく質のＢＭＡＬ１(ビーマルワン)は、夜間に増えて日中に減少するといわれています。そのため、昼食は好きなものをメインに選んで食を楽しみ、サブメニューの選び方や食べる順番を工夫して血糖コントロールをしましょう。間食も内容と量に気をつければダイエットの味方になります。

日中は家事や仕事などの活動で体を動かし、食べた分を消費するチャンスがたくさん！　食後に座ったままでいたり、ゴロゴロしたりせず、食器を洗う、掃除をする、庭の手入れをする、買い物や犬の散歩に行く…このような日常の活動でも下半身の大きな筋肉が働き、血糖値が下がって脂肪がつきにくくなりますよ。

ダイエット中は
脂っこいもの、甘いもの
を食べちゃダメ？

大丈夫!

好きなメニューは
脂肪になりにくい時間帯の昼に
食べて息抜きしよう!
さらに散歩、家事…
動いて血糖を消費すれば太りません!

だから!

食後の散歩、
家事で
血糖値ダウン!

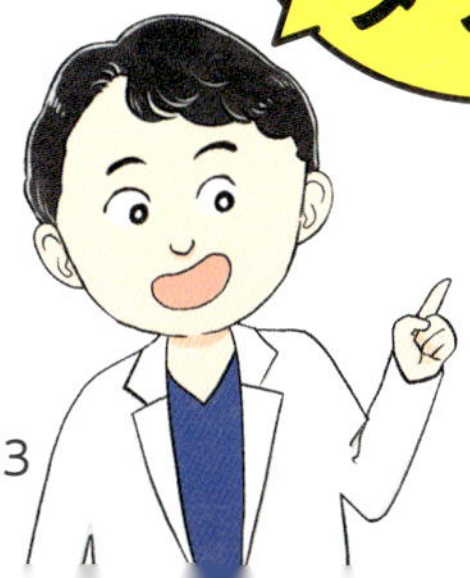

昼に好きなものを食べても太らない3つの作戦

作戦1 食後より“食前コーヒー”で血糖コントロール&食べすぎ防止

コーヒーのポリフェノールのクロロゲン酸は、食後血糖値の上昇をゆるやかにし、食前に飲むことで食欲を抑える効果も。外食ランチなら「コーヒーは先で」とオーダーし、無糖コーヒーを選びましょう(ソイラテもOK)。カフェインレスでもクロロゲン酸がとれます。

作戦2 食べたいメインのメニューを決めたら、主食は少なめ、野菜サラダをプラス

夜に比べて脂肪がつきにくい昼は、好きなものを1品選んでダイエットの息抜きをするチャンス。たとえば、から揚げ定食が食べたいなら、ごはんは小盛りにして糖質オフし、野菜サラダで食物繊維をプラスするなどバランスをとりましょう。メニューの選び方はp.56へ。

作戦3 野菜を先に食べ、半分カーボラストの食べ順で血糖値スパイクを防ぐ

ごはんを最後に食べるカーボラストがよいといわれますが、おかずとごはんを交互に味わいたいですよね。完璧をめざさず、半分カーボラストでもOK! 最初に野菜の食物繊維をとり、次におかず、ごはん半量を交互に食べます。最後にごはん半量を食べましょう。

昼に食べすぎても**脂肪**に変えない！

1日のエネルギー調整の**コツ**

【減量中の1日の摂取エネルギーの目標が1400kcalの場合】

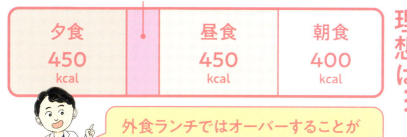

理想は…

間食100kcal

夕食	間食	昼食	朝食
450kcal	100kcal	450kcal	400kcal

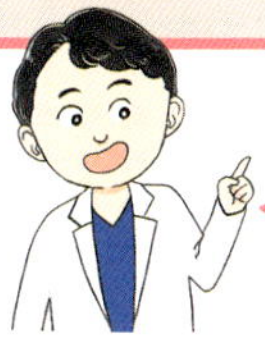

外食ランチではオーバーすることがありますよね。そんなときは！

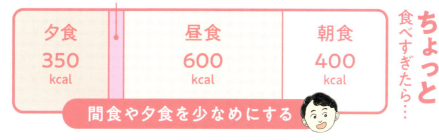

ちょっと食べすぎたら…

間食50kcal

夕食	間食	昼食	朝食
350kcal	50kcal	600kcal	400kcal

間食や夕食を少なめにする

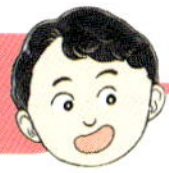

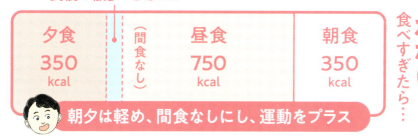

かなり食べすぎたら…

食後の散歩 -50kcal

夕食	食後の散歩	昼食	朝食
350kcal	-50kcal	（間食なし）750kcal	350kcal

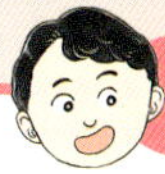

朝夕は軽め、間食なしにし、運動をプラス

1日3食、同じぐらいのエネルギー摂取量にするのが理想。でも、1食ぐらい食べすぎることもありますよね。上のように1日の総摂取エネルギーで調整すれば大丈夫。食後の散歩、食器洗いなど日常の活動でも筋肉を動かすことで血糖がエネルギー消費され、太りにくくなります。

昼食で食べたい！MENU別 太りにくいメニュー選び&食べ順の工夫

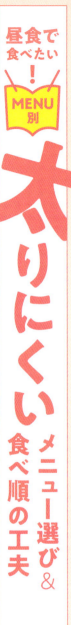

MENU 1 揚げ物が食べたいとき…

▼ から揚げは鶏むね肉、とんカツは豚ヒレ肉を選んで脂質オフ

高カロリーだとわかっていても、揚げ物がどうしても食べたい…！そんなときは脂質の低い部位の肉を選びましょう。鶏のから揚げなら、鶏もも肉より脂質が少ない鶏むね肉を使ったものを。冷凍食品の鶏むね肉から揚げもおすすめ。鶏ささみ焼きも脂質を抑えられます。また、とんカツなら、豚ロース肉より赤身が多い豚ヒレ肉のほうが脂質オフに。コンビニのから揚げなどのホットスナックは「主菜」として扱い、主食におにぎり1個、副菜に野菜サラダ（ノンオイルドレッシング）を合わせるとGOOD！

▼ 外食の揚げ物定食は「ごはん少なめ」でオーダーして糖質オフ

炭水化物、たんぱく質は1g当たり4kcalですが、脂質は1g当たり9k

ｃａｌと倍以上！　調理油は、大さじ1当たり約100ｋｃａｌあります。「揚げ物＋ごはん大盛り」だと高脂質、高糖質、高エネルギーになるので、注文するときに「ごはんは少なめで」と伝え、主食の糖質とエネルギー量を調整しましょう。

おうちで食べる場合は、ごはんを茶碗小盛り1杯（100～150ｇ）にして少なめに。

▼キャベツなど野菜の食物繊維から先にとって糖と脂の吸収をゆっくりに

食後血糖値の急上昇を抑えるには、空腹状態から最初にごはんを食べるのは避け、野菜、きのこ、海藻などの食物繊維のおかずから食べましょう。

たとえば、とんカツ定食なら、添えもののキャベツ、わかめのみそ汁もあれば先に食べて食物繊維ファーストの食べ順に。食物繊維には糖質や脂質の吸収を抑える働きがあります。副菜の野菜、きのこ、海藻が少ない場合は、サラダやみそ汁を追加でオーダーして先に食べても。

そして、夕食は脂質オフの主菜おかずを選んで1日の摂取エネルギー量を調整することも大切。揚げものは高エネルギーでＡＧＥ（終末糖化産物）という老化物質も含まれるため、”ときどきのお楽しみ“にしたいですね。

MENU 2

めんが食べたいとき…

▼めんの糖質に偏らないよう、食物繊維とたんぱく質の具だくさんに

めん類だけだと糖質に偏り、さらに早食いすると血糖値スパイクを起こしやすくなります。それを防ぐために、めんの量、具材、食べる順番を工夫してみましょう。具材からゆっくり食べて食物繊維・たんぱく質ファーストの食べ順に。野菜、きのこ、海藻の食物繊維、肉、卵などたんぱく質の具が入ったもの、トッピングをプラスするなどして糖質に偏らないようにしましょう。

食物繊維とたんぱく質がとれる具材は、次を参考にしてください。

うどん そば

おうちで作る場合、めんの量を半玉に。トッピング食材は、冷凍刻みオクラ、冷凍ねぎ、大根おろし、キムチ、三つ葉、貝割れ菜、わかめ、のり、とろろ昆布、めかぶ、なめこ、お揚げ、温泉卵、納豆、ツナ缶、サラダチキン、鶏ささみ缶などが手軽です。

うどんとそばで迷ったら、そばのほうが食物繊維が豊富で血糖コントロールには◯。天ぷらは脂質が高めですが、鶏むね肉の「とり天」はたんぱく質の足しに。さつまいも天、

かぼちゃ天は糖質が多く、かき揚げは高エネルギーなので避けて。
また、コンビニならめんが少なめの「ミニそば」を選んで糖質オフ。

ラーメン

野菜タンメンなど具だくさんのラーメンが○。トッピングで、ねぎ、もやし、水菜、メンマ、わかめ、のり、とろろ昆布、味玉などをのせれば、食物繊維やたんぱく質を足せます。
おうちで作る場合は、めんの量を半量にし、もやし、野菜炒め用のカット野菜（キャベツ、にんじん、ニラなど）を電子レンジで加熱し、ラーメンにのせてボリュームアップしましょう。
チャーシューは脂質が多いので、スライスしたサラダチキンをのせても。
塩分が多いので、スープは2～3口楽しんで、あとは残すと減塩に。

スパゲッティ

おうちで作る場合は、スパゲッティの量を60ｇと少なめにし、具だくさんに（p.96参照）。糖質オフのスパゲッティを活用する方法もあります。
具材は、ベーコン、ソーセージなど脂質の多い加工肉より、チキンときのこの和風パスタ、魚介のトマトパスタなどに。サイドの野菜サラダを追加で注文して、最初に食べましょう。
コンビニの単品のスパゲッティは高糖質ですが、パスタサラダはめんの量が少なめ（p.108参照）。おすすめは豚しゃぶパスタサラダ。糖質をオフしつつ、豚肉のたんぱく質、野菜の食物繊維がとれます。

MENU 3

おにぎり・パン・サンドイッチが食べたいとき…

おにぎりは1食につき1個にして食事のラストに食べよう

コンビニのおにぎりのごはんの量は約１００ｇ、糖質40gほどと1食の適量です。ただし、空腹状態でおにぎりを最初に早食いすると血糖値を急上昇させます。

また、野菜を足そうと「おにぎり＋野菜ジュース（液体で吸収されやすい）」の組み合わせにして一気に食べると血糖値スパイクに！　野菜サラダ、肉、魚のたんぱく質のおかずを組み合わせて最初に食べ、最後におにぎりを食べるようにしましょう。

サンドイッチ、パンは脂質オフ、たんぱく質・食物繊維がとれるものを

エネルギー、たんぱく質、脂質、糖質の量の表示をまずチェック。「たんぱく質がとれる」と表示された商品は糖質が少なめで、筋肉の材料になるたんぱく質が豊富です。野菜や海藻のサラダを組み合わせて食物繊維を補いましょう。

サンドイッチは脂質が高くなりがちですが、卵、ツナ、カツサンドより、レタスやトマトの野菜のミックスサンドのほうが脂質を抑えられます。

また、ライ麦パン、ブランパンなど食物繊維がとれるもの、脂質オフのベーグルパンなどがおすすめです。

▼その他…グラタンもおすすめ

コンビニや冷凍食品のグラタンの脂質は1食10～17gほどで意外と脂質が控えめ。たとえば、えびのマカロニグラタンなら「主食＋主菜」として扱い、「副菜」にはカット野菜のサラダや海藻サラダを合わせると○。サラダは最初に食べましょう。

MENU 4 お寿司が食べたいとき…

寿司は1貫当たり糖質8gほどで、茶碗小盛り1杯分なら5～7貫ほどが適量（好みのネタを選んでOK）。エネルギー量は1貫当たり、まぐろ47kcal、サーモン57kcal、さば62kcalほどです。

回転寿司など外食なら、サイドのあおさのみそ汁、野菜サラダで食物繊維をプラス。あがりの「緑茶」のカテキンには、食後血糖値の上昇を抑制する働きがあります。

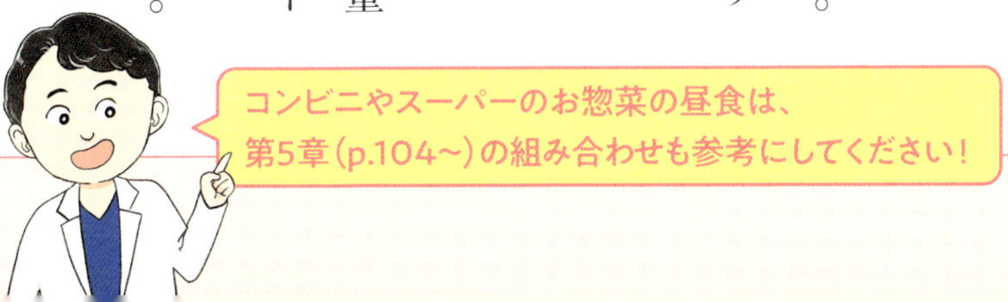
コンビニやスーパーのお惣菜の昼食は、
第5章（p.104～）の組み合わせも参考にしてください！

ちょい糖質、たんぱく質で

おやつをダイエットの味方に!

間食編

昼食から何も食べずに夕食で糖質を一気にとると、血糖値スパイクが起こりやすくなります。また、空腹時間が長くなり血糖値が下がるとエネルギー不足を補うために筋肉の分解が進みます。そこで15時ごろにおやつで糖質を10gほどとって、血糖値をちょこっと上げておきましょう。これが膵臓にとって準備運動になり、夕食で糖質が入ってきたときにすぐ反応してインスリンを分泌できます。さらに、間食でたんぱく質を補えば、ダイエット中の筋肉量の低下を抑えられます。

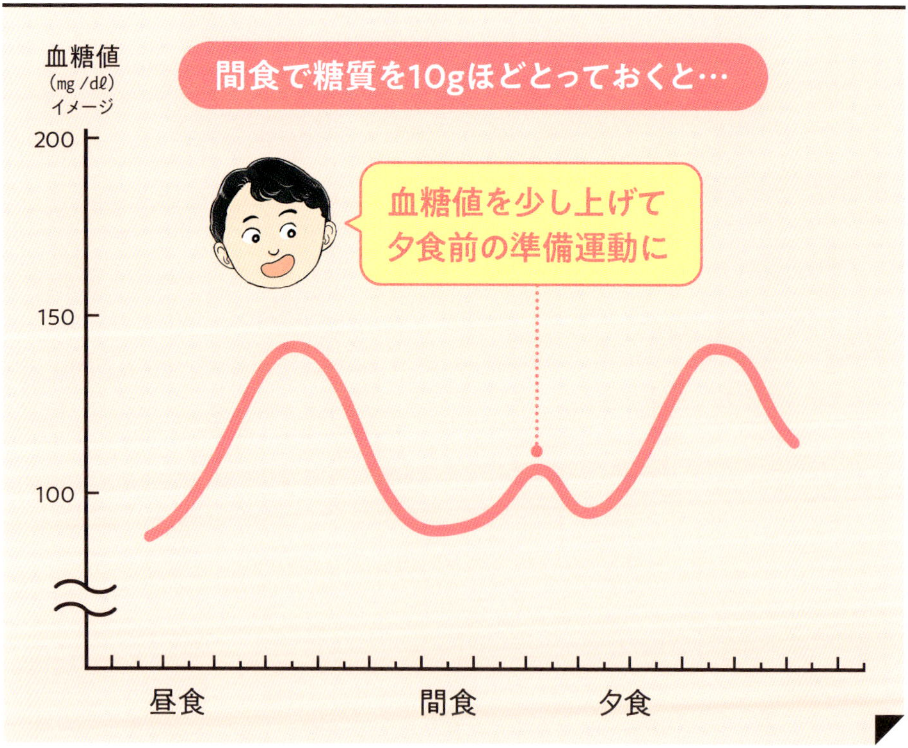

おすすめのおやつ

果物（100g）

冷凍ブルーベリー（100g）

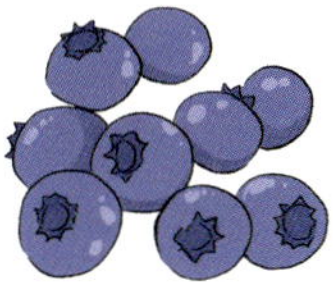

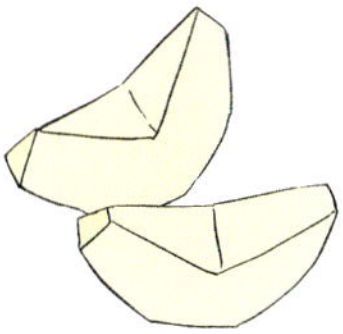

りんご ¼個

みかん 1個

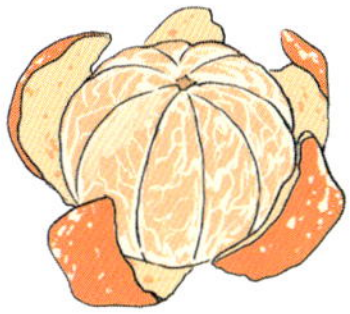

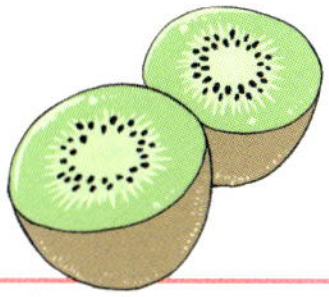

キウイフルーツ 1個

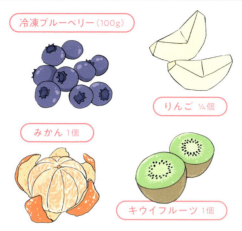

糖質や脂質の多い加工品のお菓子より、果物（100gほど）から糖質10gほど、食物繊維やビタミン類、抗酸化作用のあるポリフェノールをとるのが理想。ブルーベリーは糖尿病のリスクを低下させる研究報告※もありイチ推し! 僕は冷凍ブルーベリーをアイス感覚で食べます。果物は量を守ればダイエットの味方になります。

※ Muraki I et al. BMJ. 2013 Aug 28;347:f5001.

ギリシャヨーグルト

ギリシャヨーグルトは、吸収されやすいたんぱく質が豊富。脂質0のものなら1個当たり100kcal以内で、加糖タイプでも糖質10gほど。好みのフレーバーを選んでOKです。また、好みの味のプロテインを間食にしても。僕はキウイ味のプロテインを仕事の休憩中に飲んでいます。

ギリシャヨーグルト

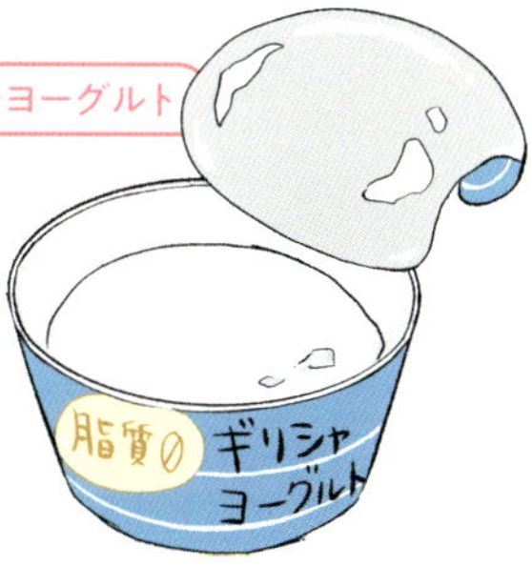

上手に息抜きしよう

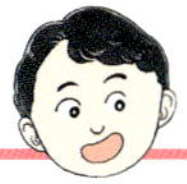

小袋のおやつでエネルギーを調整すれば好きなものを選んでOK!

チョコ、クッキー、せんべい、グミ…ダイエット中は避けたほうがよさそうなおやつですが、1日の摂取エネルギー量の目標を超えなければ、食べてはいけないものはありません。小袋のおやつは数十キロカロリーで量を調整しやすいのがいいところ。ダイエット中の間食は、100kcal以内が目安です。

次は、みなさんが気になる夕食編です！
僕が院長をしているクリニックの
管理栄養士チームが総力を上げて、
完全無欠の血糖コントロールダイエットの
2週間メニューを考案しました。
糖質＆脂質オフでＰＦＣバランスがよく、
料理が苦手な方、忙しい方でも作りやすい
簡単＆時短メニューになっています。
ぜひ、マネして作ってみてください！

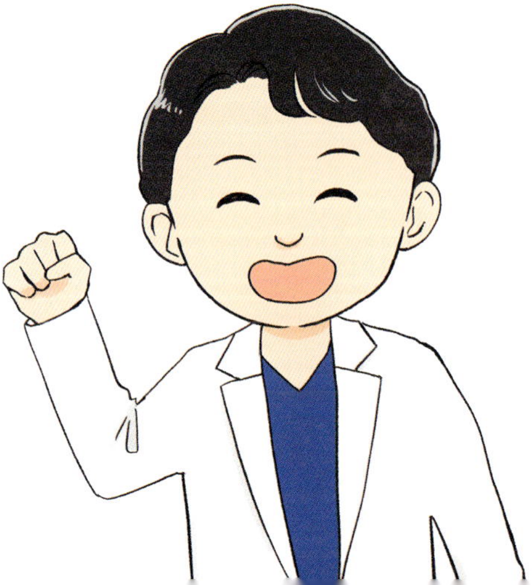

第4章

糖質&脂質オフの
2週間献立で
血糖値を改善&
太りにくい体に！

夕食編

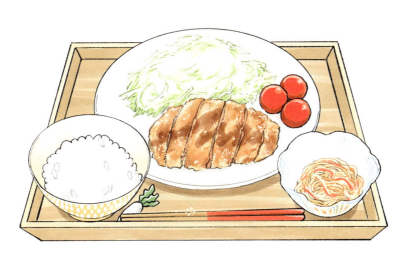

夕食で狙う
効果

脂質オフ&高たんぱくおかずで！

夕食の**カロリーオーバー**&**血糖値スパイク**を防いで、**食べたものを脂肪に変えない**

糖の貯蔵庫の筋肉を育てて**血糖値を改善**&**太りにくい体**を作る

日中よりも活動量が減る夜は、食べすぎると脂肪になりやすいタイミング。夕食では「糖質」とともに「脂質」も抑えることで、血糖コントロールダイエットが成功しやすくなります。

食後すぐに血糖値を上げるのは「糖質」ですが、実は「脂質」も数時間かけて血糖値に影響します。糖質と脂質をとりすぎると血糖値が下がりにくくなって高い状態がだらだらと続くことがあるのです。

主食の糖質だけ制限しておかずの脂質はとり放題だと、エネルギーがオーバーして体脂肪に。過剰に蓄積された内臓脂肪から炎症性サイトカインが分泌され、インスリンを効きにくくすることで（インスリン抵抗性）、血糖値が下がりにくくなります。さらに、脂質が飽和脂肪酸（肉加工品、肉類などの脂）に偏ると血中脂質が悪化し、動脈硬化を進めるリスクも。血管を守るために、おかずのたんぱく質は動物性と植物性の食品をバランスよくとり、飽和脂肪酸に偏らないようにしましょう。**血糖値を改善するには、糖の貯蔵庫の筋肉を育てる「たんぱく質」、糖質の吸収をゆるやかにし、腸内環境を整える「食物繊維」をとることも大切。**

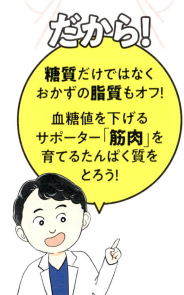

糖質、脂質オフでありながら、おなかも心も満たされる血糖コントロールダイエットの夕食の2週間メニューを紹介しますので、ぜひ作ってみてください！

高血糖を防ぐには
糖質オフ
だけすればいい？

いいえ！

脂質は
ノーマークで
とり放題だと
脂肪がどんどん蓄積!
膵臓が出してくれる
インスリンが
効きにくくなり、
食後高血糖に…

だから！

糖質だけではなく
おかずの**脂質**もオフ!
血糖値を下げる
サポーター「**筋肉**」を
育てるたんぱく質を
とろう!

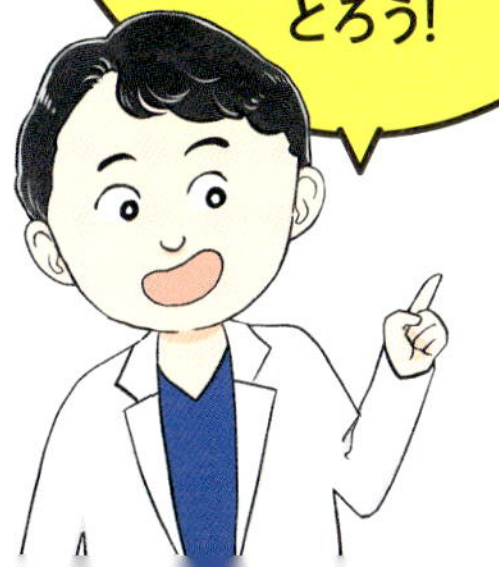

夕食で高血糖を防いで脂肪をつきにくくする3つの作戦

作戦1 夕食前に水か無糖のお茶を飲んで食欲の暴走を防ぐ

空腹で夕食を食べはじめると早食いになったり、食べすぎたりしがち。食前に水を飲んでワンクッションおき、食欲の暴走を抑えましょう。食事の30分前に500mℓ（コップ2杯ほど）の水を飲むと、食事量が減り体重が減少したという研究報告もあります※。

作戦2 ごはんを少なくとも100g食べて脂質オフ・高たんぱくおかずを選ぶ

夕食で主食を抜いておかずだけ食べると、物足りなくて寝る前に甘いものを食べたくなることも。ごはんは最低でも100g食べましょう。食物繊維、脂質オフ・高たんぱくのおかずを食事の前半に食べ、後半にごはんを食べると食後高血糖を防ぐことができます。

作戦3 時間に余裕のある夕食はゆっくり、よく噛んで食事を楽しもう

食後血糖値の変化をゆるやかにするには、よく噛んでゆっくり食べることも大切。満腹中枢が刺激され、満足感も高まります。朝、昼は余裕がない場合、夕食や休日の食事からゆっくり食べる習慣を。会話を楽しみながら時間をかけて食べることも血糖コントロールになります。

※ Obesity (Silver Spring). 2015 Sep;23(9):1785-91.

太りにくい夕食献立の立て方

主食

ごはんを抜かず、小盛り（100～150g）にして血糖値スパイクと夕食後の甘いものを防ぐ

1日の終わりで活動量が減るため、夕食のごはんの量は、茶碗小盛り1杯（100～150g）が目安。食物繊維を足したい場合は、玄米、大麦、もち麦ごはんなどに。スパゲッティなら1人分60g、うどん、そば、中華めんなら½玉が太りにくい1食の適量です。

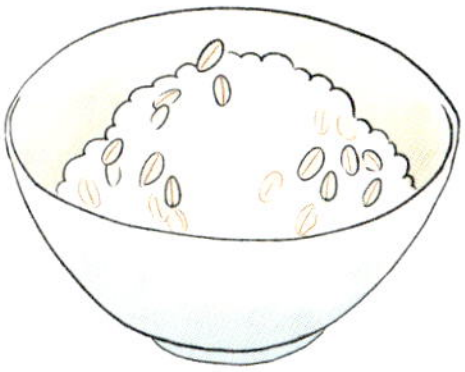

主菜

脂質オフにしてエネルギーを抑えつつ野菜やきのこでボリューム満点に

主菜は脂質を抑え、筋肉を育てる材料のたんぱく質はしっかり補います。肉の皮や脂身を除く、調理油を使わず電子レンジで蒸すなどのひと工夫で脂質、エネルギーが大幅ダウン。野菜、きのこなどを合わせてボリュームを出せば満足感のある主菜に!

副菜

カット野菜、冷凍野菜、作りおきおかずで血糖値の上昇を抑える食物繊維をプラス

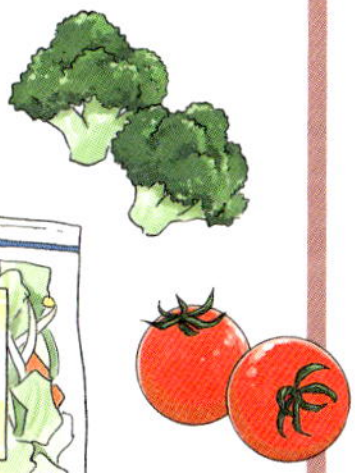

糖質や脂質の吸収を抑える食物繊維は、血糖コントロールダイエットの献立に欠かせない栄養素です。切る手間いらずのカット野菜サラダ、冷凍野菜、作りおきの副菜があると食物繊維を手軽に足せます。

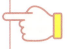

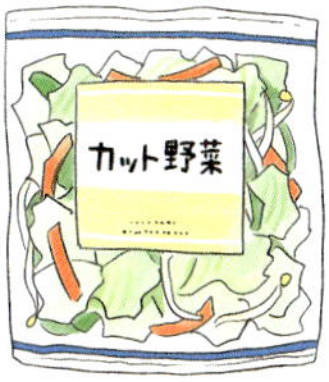

次のページから紹介する2週間献立をそのままマネして作ってみよう!

血糖コントロールダイエット

夕食 DAY 1 to 7 1週目 買い物リスト

1週目の献立に使用するおもな食材がこちら。主菜と副菜から、たんぱく質、食物繊維、ビタミン、ミネラルがとれ、カット野菜や冷凍野菜など手軽に使えてコスパも優秀な食材を選びました。在庫チェックや買い物の参考にし、次のページからの夕食レシピをマネして作ってみましょう!

たんぱく質 ｜ 肉・魚介・魚加工品・豆腐

肉

- □ 豚もも薄切り肉（切り落とし）…… 150g ／ 2食分
  ※ 1日目と2日目で使用。
- □ 鶏もも肉 …… 1枚（300g）／ 2食分
  ※ 4日目に蒸し鶏を作って切り分け、残りを 5日目のあったか煮込みうどんに使用。

魚介・魚加工品

- □ 銀ざけ …… 1切れ（80g）
- □ 冷凍シーフードミックス …… 1袋（100g）
- □ ツナフレーク水煮缶 …… 1缶
- □ さつま揚げ …… 40g（大1枚、小さめなら2枚）
- □ カニ風味かまぼこ …… 3本

豆類

- □ 木綿豆腐 …… 小3パック（1パック・130g）／ 3食分
  ※ 2日目、6日目、7日目に使用。

注意

- まとめ買いして消費期限内に使い切れない場合、肉・魚など生ものは1回に使用する分量に分けてラップに包み、冷凍保存。　解凍してから調理してください。
- 冷凍シーフードミックス、冷凍野菜、インスタントみそ汁など日持ちする食品は、2週目のリストの分と合わせてまとめ買いすると手間を減らせます。
- ごはん、調味料類などはリストに含まれません。

食物繊維、ビタミン、ミネラル

野菜
きのこ
海藻など

野菜

- □ 野菜炒め用カット野菜
  (キャベツ、もやし、にんじん、ニラなど)……1袋
- □ 鍋用カット野菜
  (白菜、もやし、にんじん、長ねぎなど)……1袋
- □ 長ねぎ……1本
- □ 玉ねぎ……1個
  ※ 3日目に ½個を使用。
- □ ミニトマト……1パック
  ※ 朝食にも使用。

きのこ

- □ エリンギ……2本／2食分
  ※3日目と6日目に使用。
- □ しめじ……1パック／2食分
  ※ 2日目と3日目に使用。

冷凍野菜

- □ 冷凍ほうれん草……100g／2食分
  ※ 2日目と5日目に使用。
- □ 冷凍むき枝豆……75g／2食分
  ※ 4日目と7日目に使用。
- □ 冷凍かぼちゃ……40g(2個)
- □ 冷凍刻みオクラ……50g

野菜の乾物、加工品

- □ 切干し大根……30g
- □ 白菜キムチ……50g

海藻

- □ 味つきめかぶ……1パック
- □ もずく酢……2パック／2食分
  ※ 5日目と7日目に使用。
- □ 乾燥カットわかめ……小さじ1(1g)

その他

- □ ゆでうどん……1玉
  ※ 5日目に½玉を使用。残りはラップに包んで冷蔵、または冷凍保存。
- □ インスタント減塩みそ汁の素……1包

夕食 DAY 1

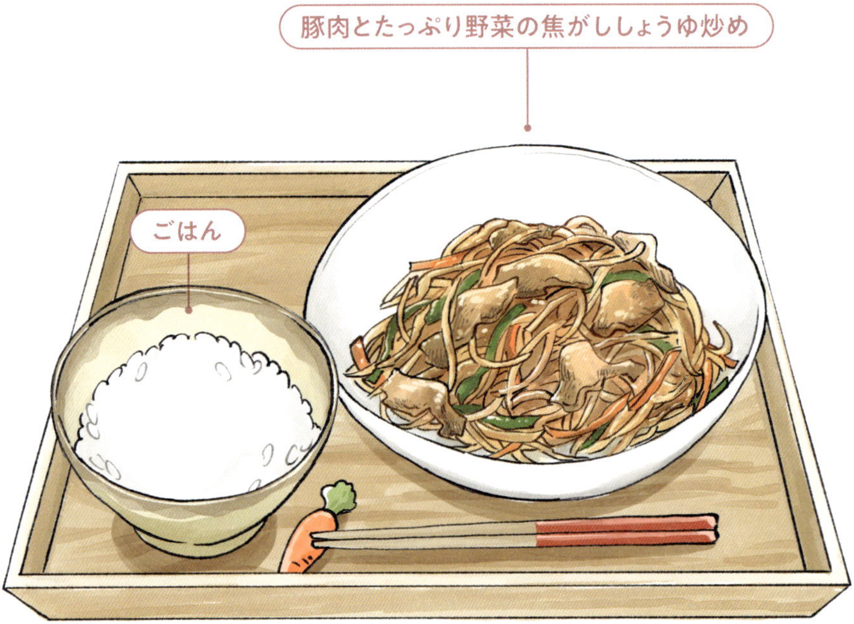
豚肉とたっぷり野菜の焦がししょうゆ炒め
ごはん

レシピの推しは コレ!

▶豚肉のビタミンB1、
ニラのアリシンが
糖質のエネルギー代謝アップ!

▶1品でたんぱく質&
食物繊維がとれる
お手軽献立

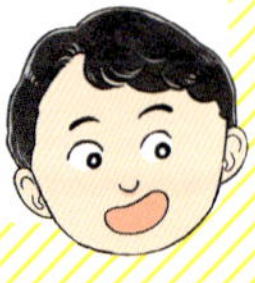

DATA

391kcal

たんぱく質	27.2g
脂質	11.0g
炭水化物	50.8g
糖質	44.3g
食物繊維	6.5g

1日の疲れを吹っ飛ばす!
たっぷり野菜と豚肉のパワー献立

豚肉とたっぷり野菜の焦がししょうゆ炒め

材料 | 1人分

豚もも薄切り肉
(切り落とし) …………………………… 100g

野菜炒め用カット野菜
(キャベツ、もやし、にんじん、ニラなど) …… 1袋

顆粒鶏ガラスープの素 ………… 小さじ1弱

粗びき黒こしょう
(または、こしょう) ………………………… 少々

しょうゆ …………………………… 小さじ1

作り方

1. 豚肉は大きめに切る。
2. フッ素樹脂加工のフライパンを中火で熱し、カット野菜を炒める。
3. ②に豚肉を入れ、鶏ガラスープの素、粗びき黒こしょうをふって炒め合わせる。
4. 豚肉と野菜に火が通ったら、フライパンの縁にしょうゆをたらして軽く焦がし、混ぜて器に盛る。

ごはん(100g) | 食物繊維を足したい場合、玄米、もち麦、雑穀ごはんなどでも。
活動量が多い場合は150gに増量してOK。

時短&満足 POINT

◎ カット野菜を使えば野菜を切る手間なし。
◎ カット野菜を1袋使い切ってボリューム満点に!
◎ 黒こしょうと焦がししょうゆで風味をよくし、満足感アップ&塩分オフ。

血糖値改善&ダイエット POINT

◎ たっぷりの野菜から血糖値の上昇をゆるやかにする食物繊維がとれる!
◎ 野菜盛り盛り&肉を大きめに切ることで噛む回数が増え、早食い防止。

夕食 DAY 2

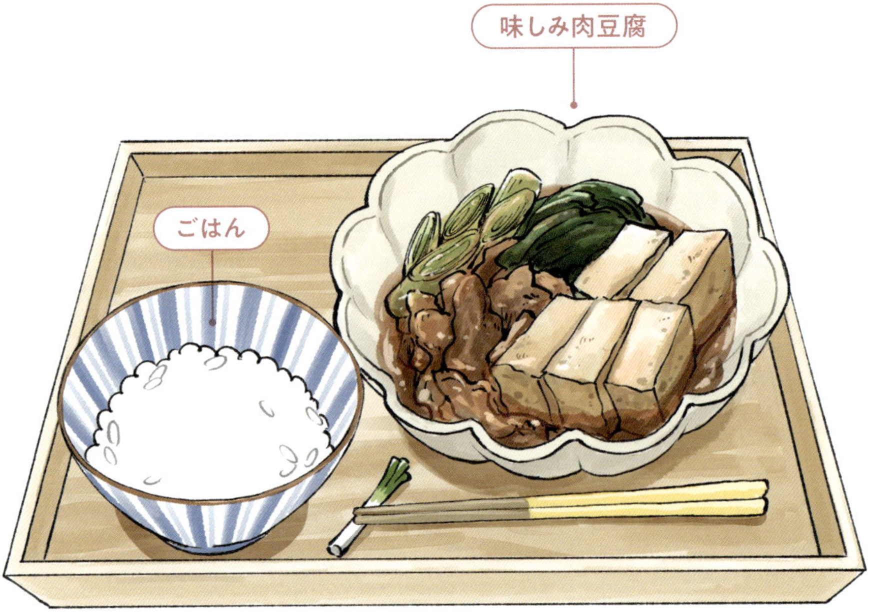

レシピの推しは コレ!

▶植物性の豆腐を合わせることで動物性脂質を減らして、たんぱく質はしっかり!

▶しめじ、ほうれん草の食物繊維が糖と脂の吸収をゆるやかに

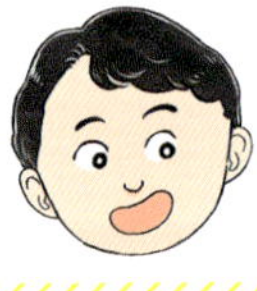

DATA

461kcal

たんぱく質	27.7g
脂質	12.4g
炭水化物	62.6g
糖質	54.0g
食物繊維	8.6g

動物性+植物性のたんぱく質がWでとれる!
しみじみおいしい肉豆腐献立

味しみ肉豆腐

材料 | 1人分

豚もも薄切り肉
(切り落とし)……………………… 50g
木綿豆腐 ……………………… 小1パック(130g)
長ねぎ ………………………… 1本
しめじ…………………………… ½パック
冷凍ほうれん草 ……………… 50g
A しょうゆ
　酒、
　砂糖※……………………… 各大さじ1

※ 砂糖は、ラカンカ、エリスリトールなどの天然甘味料にしてもOK。

作り方

1. 豆腐は食べやすく切り、長ねぎは斜め切りにする。しめじは石づきを除いてほぐす。
2. 鍋に水150ml、Aを入れて中火にかけ、煮立ったら豚肉、①を入れて煮込む。
3. 豚肉に火が通ったらほうれん草を入れ、さっと煮て器に盛る。

ごはん(100g) | 食物繊維を足したい場合、玄米、もち麦、雑穀ごはんなどでも。活動量が多い場合は150gに増量してOK。

時短&満足POINT

◎ お肉、豆腐、野菜、きのこを鍋1つで煮るだけの、おかず1品献立だからラクチン♪
◎ 下ゆで、切る手間いらずの冷凍ほうれん草を使用。鮮やかな緑で彩りをよくし、見た目の満足感アップ!

血糖値改善&ダイエットPOINT

◎ 豆腐の大豆イソフラボンは、インスリンの効き具合(感受性)を改善する効果が期待できる!
◎ 最初に肉豆腐を半分ぐらい食べ、残りをごはんと交互に食べる順番で血糖値の変化をゆるやかに。

夕食 DAY 3

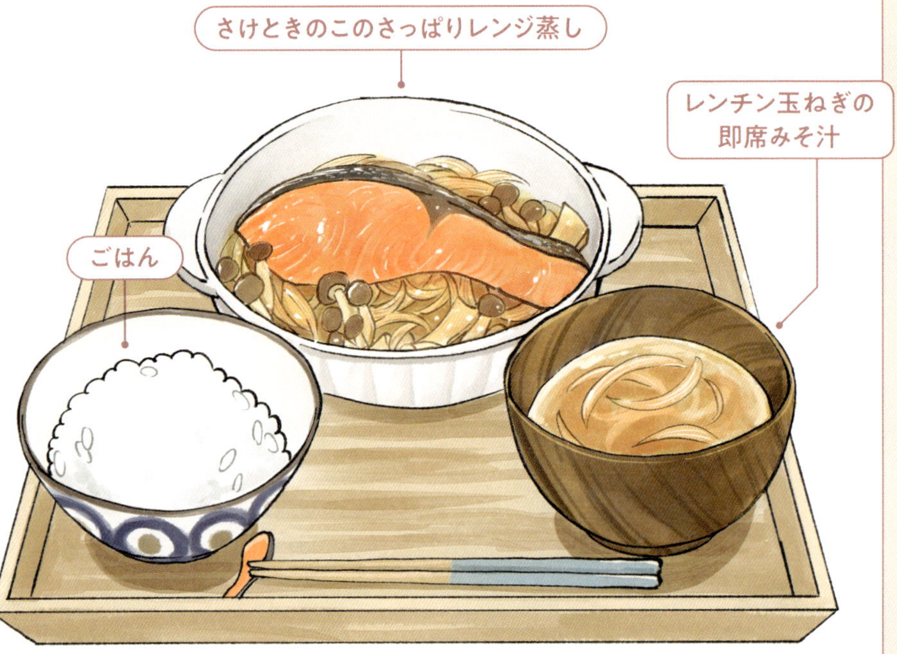

さけときのこのさっぱりレンジ蒸し
レンチン玉ねぎの即席みそ汁
ごはん

レシピの推しはコレ！

▶さけ&きのこは、糖尿病のリスクを下げるビタミンDがとれる最強コンビ！

▶さけの抗酸化成分のアスタキサンチンが細胞のサビつきを防止

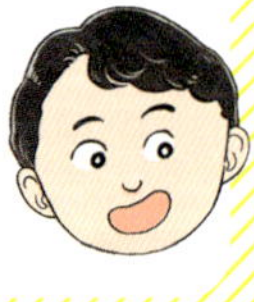

DATA

407kcal

たんぱく質	23.9g
脂質	11.7g
炭水化物	56.0g
糖質	50.0g
食物繊維	6.8g

糖尿病予防に注目の栄養素・ビタミンDが豊富！
さけときのこのポン酢しょうゆ献立

さけときのこのさっぱりレンジ蒸し

材料 | 1人分

銀ざけ	1切れ（80g）
玉ねぎ	½個
エリンギ	1本
しめじ	½パック
ポン酢しょうゆ	大さじ1

作り方

1. 玉ねぎは薄切りにし半量ずつ分ける。エリンギは食べやすい大きさに切り、しめじは石づきを除いてほぐす。
2. 耐熱皿（シリコン調理器）に、きのこ、玉ねぎ半量を入れ、上にさけをのせ、全体にポン酢しょうゆをかけてふんわりラップをする。残り半量の玉ねぎを小さめの耐熱容器に入れ、ラップをする。
3. ②をいっしょに電子レンジ（600W）に並べ、5分ほど加熱する。

レンチン玉ねぎの即席みそ汁

材料＆作り方 | 1人分

器にインスタント減塩みそ汁の素1包を入れ、さけときのこのレンジ蒸しのレンジ調理でいっしょに加熱した玉ねぎを加え、湯を注いで混ぜる。

ごはん（100g）

食物繊維を足したい場合、玄米、もち麦、雑穀ごはんなどでも。
活動量が多い場合は150gに増量してOK。

血糖値改善＆ダイエットPOINT

◎ きのこに含まれる水溶性食物繊維のβ-グルカンが糖質の吸収をゆるやかに。

◎ 電子レンジで蒸す調理で調理油を使わずエネルギー、脂質をオフ！

夕食 DAY 4

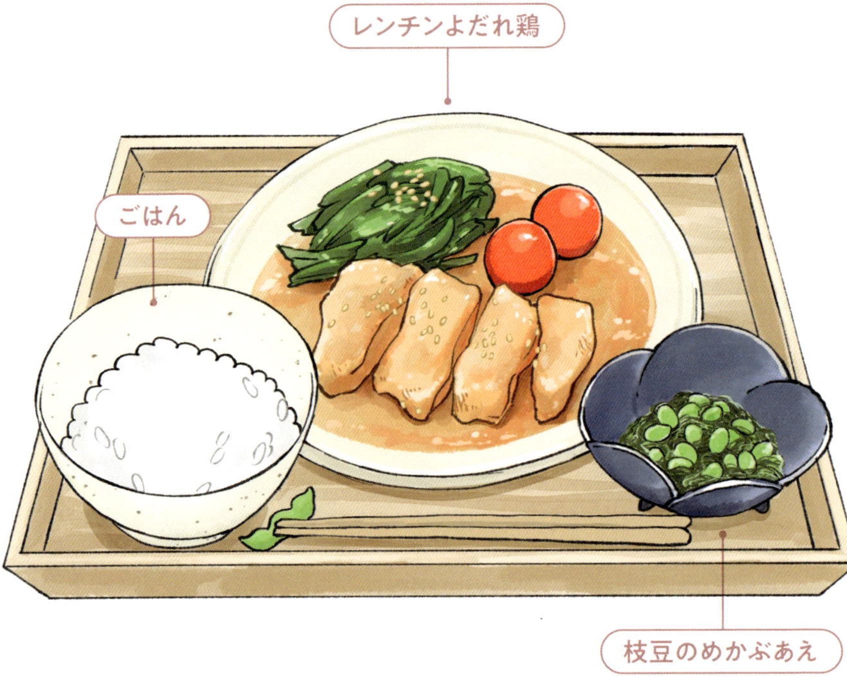

レシピの推しはコレ!

▶鶏もも肉は
脂身を除いて脂質オフ!

▶酢の酢酸が消化を
ゆっくりにして
食後の血糖値の
変化をゆるやかに!

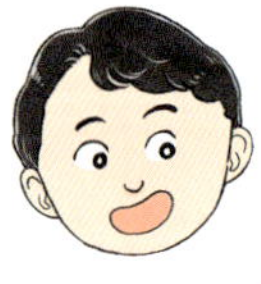

DATA

478kcal

たんぱく質	34.9g
脂質	15.6g
炭水化物	52.9g
糖質	44.4g
食物繊維	8.5g

血糖コントロールのお助け調味料の酢で！
ジューシーよだれ鶏のボリューム献立

レンチンよだれ鶏

材料 | 1人分

鶏もも肉……1枚（300g）
A 酒……大さじ1
A 砂糖……小さじ1

【酢じょうゆだれ】
酢……大さじ1
しょうゆ、酒、みりん、ごま油……各小さじ1
いり白ごま……小さじ1

【付け合わせ野菜】
ミニトマト……2個
冷凍ほうれん草（電子レンジで解凍）……50g

作り方

❶ 鶏肉は皮と脂身を除き、丸める。
❷ 大きめの耐熱容器にAを混ぜ合わせる。①の鶏肉を入れてAを表面になじませ、ふんわりラップをして電子レンジ（600W）で6分加熱する。そのまま庫内に5分おく。
❸ 酢じょうゆだれの材料を混ぜ合わせる。
❹ ②の蒸し鶏を取り出して食べやすく切り、半量を器に盛る。付け合わせ野菜を添え、全体に③をかけ、白ごまをふる。

▶ 鶏肉に完全に火が通っていない場合は、追加で30秒ずつ加熱して。
▶ 蒸し鶏の残りは保存容器に入れて冷蔵室で保存し、翌日（5日目）の「あったか煮込みうどん」で使用。

枝豆のめかぶあえ

材料 | 1人分

冷凍むき枝豆……50g
味つきめかぶ……1パック

作り方

❶ 冷凍むき枝豆を耐熱容器に入れ、ラップをして電子レンジ（600W）で1分加熱して解凍する。
❷ 器に①、めかぶ1パックを入れてあえる。

ごはん（100g）

食物繊維を足したい場合、玄米、もち麦、雑穀ごはんなどでも。
活動量が多い場合は150gに増量してOK。

血糖値改善&ダイエットPOINT

◎ ダイエット中は「脂質の低い鶏むね肉、鶏ささみ」と思いがちですが、皮や脂身を除けば鶏もも肉もエネルギー&脂質をオフできる！
◎ 付け合わせの野菜、枝豆とめかぶのあえものを最初に食べて血糖値の急上昇を抑制。

夕食 DAY 5

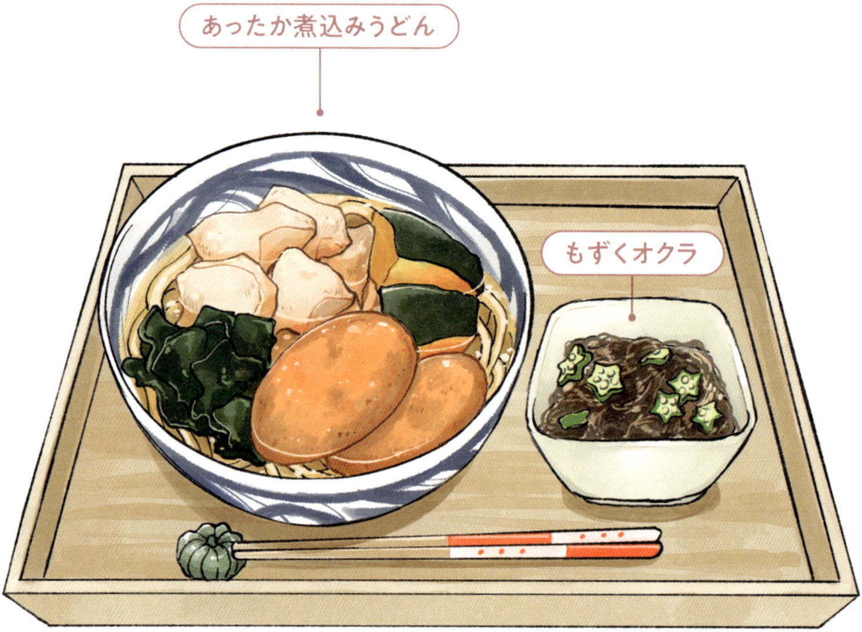

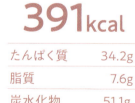

レシピの推しは コレ!

▶うどん½玉で糖質少なめ、蒸し鶏やさつま揚げでたんぱく質の具だくさんに!

▶もずくとオクラの水溶性食物繊維が血糖値の急上昇を抑える!

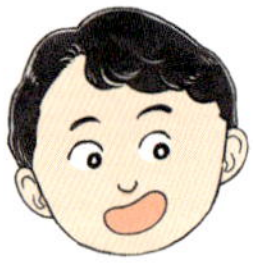

DATA

391kcal

たんぱく質	34.2g
脂質	7.6g
炭水化物	51.1g
糖質	44.6g
食物繊維	6.5g

昨晩の蒸し鶏をのせて具だくさん!
おなかも心も満たす煮込みうどん献立

あったか煮込みうどん

材料 | 1人分

ゆでうどん …………………… ½玉
蒸し鶏
(4日目の残り・P.79参照) ………… 1切れ
さつま揚げ
(小さめのものなら2枚) …………… 大1枚(40g)
冷凍かぼちゃ ………………… 40g(2個)
乾燥カットわかめ …………… 小さじ1(1g)
めんつゆ(2倍濃縮タイプ) ……… 50ml

作り方

1. 蒸し鶏はひと口大に切る。カットわかめは水に浸けて戻し、水けをきる。かぼちゃは耐熱容器に入れてラップをして電子レンジ(600W)で1分ほど加熱する。
2. 小鍋に水1カップ、めんつゆを入れて中火にかけ、煮立ったらうどん、①、さつま揚げを入れ、うどんの袋の表示通りの時間煮込む。

もずくオクラ

材料&作り方 | 1人分

もずく酢1パックに刻みオクラ50gを凍ったまま入れてあえる。

血糖値改善&ダイエットPOINT

◎ うどんを½玉にして糖質オフ! たんぱく質と食物繊維の具を合わせ、めんの糖質に偏らないように。
◎ 水溶性食物繊維のネバネバおかずのもずくオクラを最初に食べて血糖値スパイク予防。

夕食 DAY 6

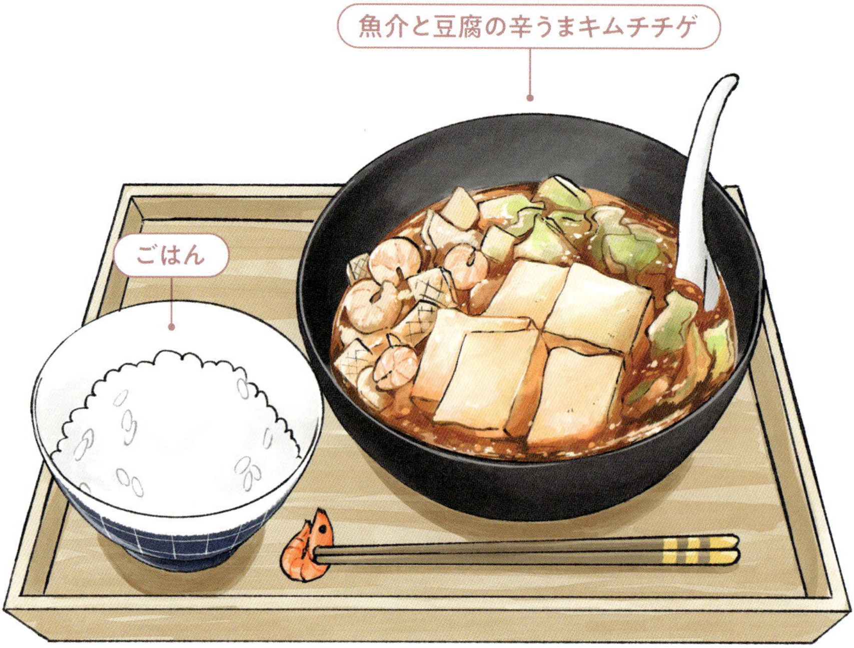

レシピの推しは コレ!

▶野菜、きのこの食物繊維、キムチ、みその発酵食品で腸活＝血糖コントロールに!

▶キムチの辛味成分カプサイシンが脂肪燃焼を助ける!

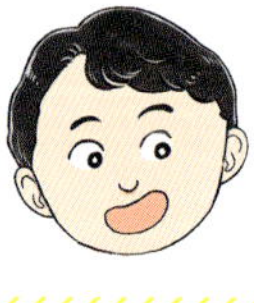

DATA

450kcal

たんぱく質	35.0g
脂質	9.1g
炭水化物	64.6g
糖質	53.9g
食物繊維	10.7g

食物繊維＋発酵食品で腸活&代謝アップ!
本格スープがおいしいキムチチゲ献立

魚介と豆腐の辛うまキムチチゲ

材料｜1人分

冷凍シーフードミックス…… 1袋（100g）
木綿豆腐 …………………… 小1パック（130g）
鍋用カット野菜
（白菜、もやし、にんじん、長ねぎなど）…… 1袋
エリンギ …………………… 1本
A 白菜キムチ ……………… 50g
A みそ（減塩タイプ）……… 大さじ1
A みりん …………………… 小さじ1

作り方

❶ シーフードミックスはざるに入れて水ですすぎ、水けをきる（半解凍の状態でOK）。豆腐、エリンギは食べやすい大きさに切る。

❷ 鍋に水150ml、Aを入れて中火にかけ、①、カット野菜を入れて10分ほど煮込む。

ごはん（100g）｜食物繊維を足したい場合、玄米、もち麦、雑穀ごはんなどでも。活動量が多い場合は150gに増量してOK。

時短&満足POINT

◎ 鍋用のカット野菜で野菜を切る手間をカット。1袋使い切れば、ボリューム満点に!

血糖値改善&ダイエットPOINT

◎ たっぷりの野菜、きのこから食後の血糖値の変化をゆるやかにする食物繊維がとれる。

◎ シーフードミックスのえび、いか、あさりは低脂肪・高たんぱく。植物性の豆腐を合わせてヘルシーに。

夕食 DAY 7

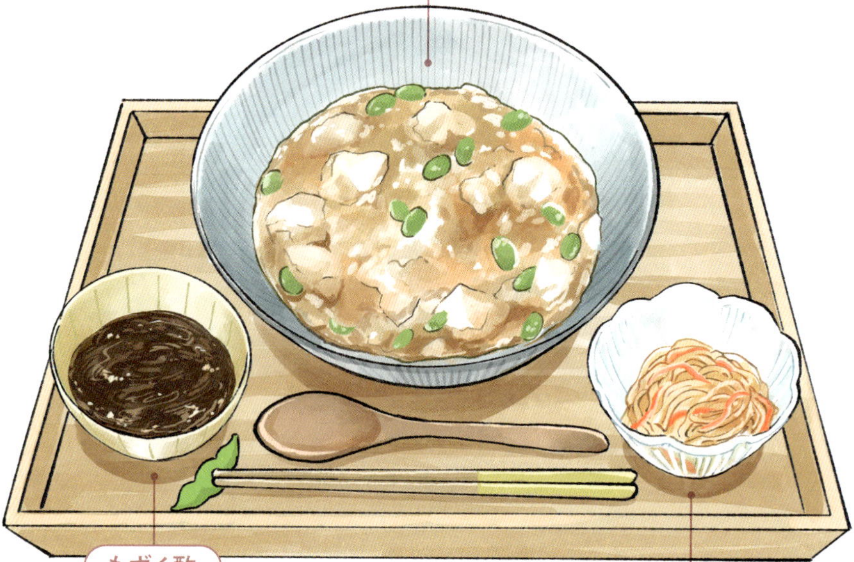
ツナと豆腐のリセットがゆ
もずく酢
（パックを小鉢に盛っただけ）
切干し大根とカニかまのサラダ

レシピの推しは コレ!

▶低カロリーで胃腸にやさしい献立だから食べすぎた後のリセットに!

▶副菜は血糖値の改善、腸を整える食物繊維がたっぷり!

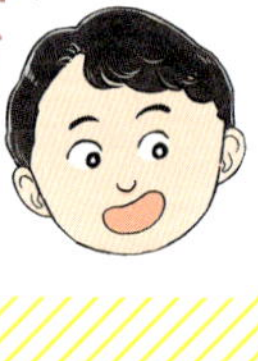

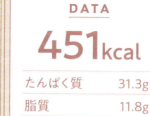

DATA

451kcal

たんぱく質	31.3g
脂質	11.8g
炭水化物	60.3g
糖質	51.6g
食物繊維	8.7g

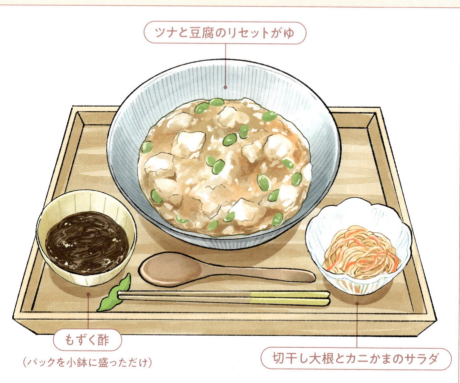

外食後の罪滅ぼしにも!
おなかにやさしいおかゆのリセット献立

ツナと豆腐のリセットがゆ

材料 | 1人分

ごはん………………………… 100g
(白米、もち麦など好みのものでOK)
木綿豆腐……………………… 小1パック(130g)
ツナフレーク水煮缶………… 1缶
冷凍むき枝豆………………… 25g
A 水……………………………… 150ml
A 顆粒鶏ガラスープの素…… 小さじ1弱
A しょうゆ…………………… 小さじ1

作り方

1. 深めの耐熱皿にごはん、豆腐、むき枝豆、Aを入れ、豆腐をスプーンで崩し全体を混ぜる。ラップをかけずに電子レンジ(600W)で5分加熱する。
2. ①を取り出し、ツナ(缶汁ごと)を加え、しょうゆを入れて混ぜ、ラップをかけて電子レンジ(600W)で2分加熱する。

切干し大根とカニかまのサラダ

材料 | 2食分

切干し大根…………………… 30g
カニ風味かまぼこ…………… 3本
A ポン酢しょうゆ…………… 大さじ2
A いり白ごま、ごま油……… 各小さじ1
A おろしにんにく…………… 小さじ½

作り方

1. 切干し大根は軽く洗い、ぬるま湯に10分ほど浸けて戻す。
2. 保存容器に水けを絞って食べやすく切った①、ほぐしたカニかま、混ぜ合わせたAを入れてあえる。半量を器に盛る。

▶ 残りは冷蔵室で冷蔵保存(保存期間の目安は3日間)。8日目に使用。

もずく酢

3個パックで売っているものを1パック使用。器に盛るか、パックのままでも。

血糖値改善&ダイエットPOINT

◎ おかゆは糖質に偏らないよう、ツナ、豆腐、枝豆でたんぱく質を。
◎ ごはん100gでも水分を吸ってカサが増え、おなか満足!
◎ 副菜の2品(食物繊維)から最初に食べて血糖コントロール。

血糖コントロールダイエット

夕食 DAY 8 to 14 買い物リスト

2週目

2週目は、ひき肉や厚切り肉、魚は刺身や缶詰などを使った献立です。野菜は下ごしらえの手間が減るカット野菜、冷凍野菜を活用。血糖コントロールに欠かせない食物繊維が足せる簡単な副菜も紹介します。マネして作ってみて、血糖値を改善するダイエットメニューのバリエーションを増やしましょう!

たんぱく質 ｜ 肉・魚介・魚加工品・豆

肉

- □ **豚ロース厚切り肉** ……………… 2枚（1枚当たり脂身を除いて正味60g）／2食分
  ※ 8日目と9日目に使用。
- □ **鶏むねひき肉** ……………… 140g／2食分
  ※ 11日目と12日目に使用。

魚介・魚加工品

- □ **まぐろ刺身** ……………… 60g
  ※ 14日目に使用。生もので鮮度が落ちやすいので買った当日に食べ切る。
- □ **冷凍シーフードミックス** …… 1袋（100g）
- □ **さばみそ煮缶** ……………… 小1缶（160g）

豆類

- □ **ミックスビーンズ** ……………… 50g
  ※ 10日目に50gを使用。残りは冷蔵保存しスープ、サラダなどに。

注意

- 肉を消費期限内に使い切れない場合、1回に使用する分量に分けてラップに包み、冷凍保存。解凍してから調理してください。
- 刺身は買った当日、魚の缶詰も酸化しやすいので開封したら当日に食べ切りましょう。
- 冷凍シーフードミックス、冷凍野菜、インスタントみそ汁など日持ちする食品は、1週目のリストの分と合わせてまとめ買いするのがおすすめ。
- ごはん、調味料類などはリストに含まれません。

食物繊維、ビタミン、ミネラル

野菜
きのこ
海藻など

野菜

- □ 小松菜 …… 2束（50g・太いものだと1束）
- □ ミニトマト …… 1パック（10個）／3食分
  ※ 8日目、12日目、13日目に使用。
- □ 玉ねぎ …… 1個
  ※ 10日目に¼個を使用。
- □ せん切りキャベツ …… 1袋
- □ カット大根サラダ …… 1袋
- □ カットレタス …… 1袋
- □ 万能ねぎの小口切り …… 大さじ1
  ※ 冷凍でも OK。

きのこ

- □ えのきたけ …… 1袋
  ※ 8日目に½袋を使用。残りはほぐして冷凍保存し、汁物や炒め物などに。
- □ しめじ …… 1パック
  ※ 12日目に½パックを使用。残りはほぐして冷凍保存し、汁物や炒め物などに。

冷凍野菜 野菜飲料

- □ 冷凍かぼちゃ …… 30g（小2個）
- □ 冷凍刻みオクラ …… 100g／3食分
  ※ 9日目、11日目、14日目に使用します。
- □ 冷凍ブロッコリー …… 4房（30g）
- □ トマトジュース（無塩、無添加）…… 200ml

海藻

- □ 味つきめかぶ …… 1パック
- □ 焼きのり …… ¼枚
- □ 乾燥カットわかめ …… 小さじ1（1g）

その他

- □ スパゲッティ …… 60g
- □ パン粉 …… 適量
- □ かつお節 …… 2パック※ 9日目、13日目に使用。
- □ 麩 …… 2～3個
- □ インスタント減塩みそ汁の素 …… 2包※ 11日目、14日目に使用。

夕食 DAY 8

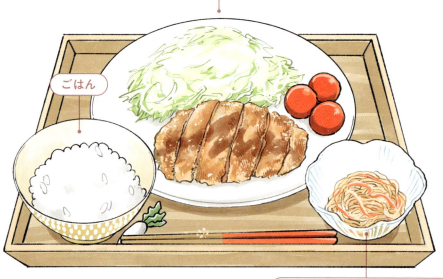

レシピの推しはコレ!

▶とんカツは少ない油で揚げ焼きにして、大幅に脂質をダウン!

▶副菜の切干し大根の食物繊維が血糖値の上昇をゆるやかに

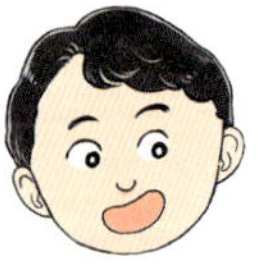

DATA

505kcal

たんぱく質	21.3g
脂質	19.9g
炭水化物	64.8g
糖質	57.8g
食物繊維	7.0g

脂質オフの工夫で揚げ物も楽しめる!
食感も楽しい揚げないとんカツ献立

揚げないサクサクとんカツ

材料 | 1人分

豚ロース厚切り肉(脂身を除く)……60g
塩、こしょう……各少々
薄力粉……小さじ1
パン粉……適量
サラダ油……大さじ1
せん切りキャベツ(カット野菜)……60g
ミニトマト……3個
中濃ソース……適量

作り方

1. 豚肉は全体をフォークで刺し、塩、こしょうをふる。
2. 薄力粉を水大さじ1で溶いて①の豚肉の表面全体につけ、パン粉をまぶす。
3. 小さめのフライパンにサラダ油を中火で熱し、②を入れて2分ほど焼き、裏返して2分ほど焼く。強火にして両面をカリッと焼き、豚肉に火を通す。
4. 器に盛り、せん切りキャベツ、ミニトマトを添え、中濃ソースでいただく。

切干し大根とカニかまのサラダ

7日目(p.85)に作って冷蔵保存しておいたものを盛る。

ごはん(100g) | 食物繊維を足したい場合、玄米、もち麦、雑穀ごはんでも。
活動量が多い場合は150gに増量してOK。

血糖値改善&ダイエットPOINT

◎ 衣に溶き卵を使わず水溶き薄力粉で代用。揚げ油も少ないので脂質オフに!

◎ 副菜、付け合わせのキャベツ、トマトから食べる食物繊維ファーストで血糖コントロール。

夕食 DAY 9

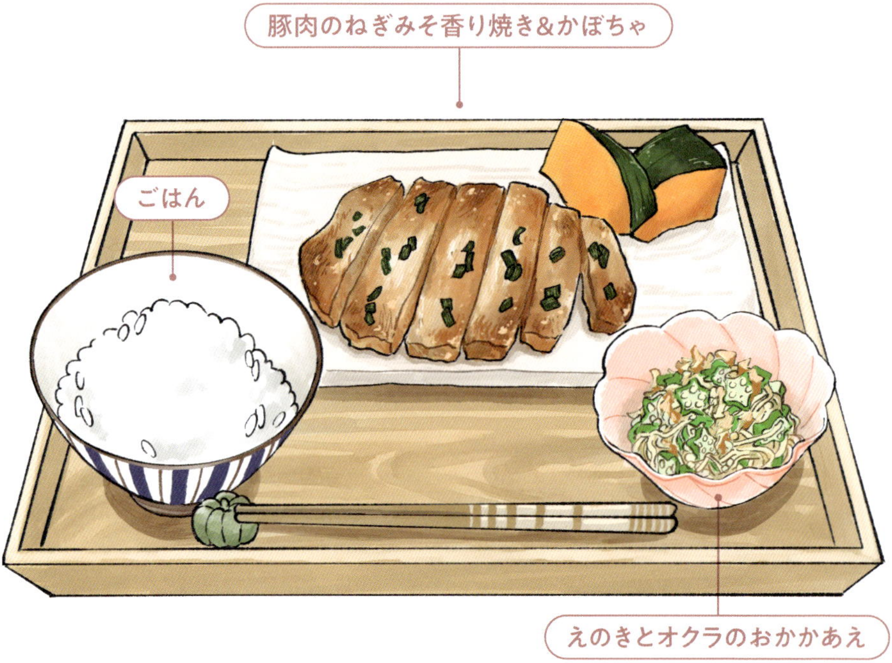
豚肉のねぎみそ香り焼き&かぼちゃ
ごはん
えのきとオクラのおかかあえ

レシピの推しは コレ!

▶肉の脂身を除いて脂質オフ。ねぎみそだれのコクと甘みで満足感あり!

▶えのきとオクラのネバネバコンビで食物繊維をプラス

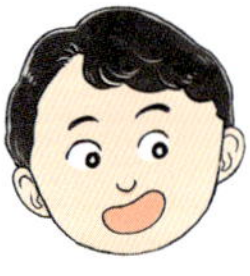

DATA

351kcal

たんぱく質	18.7g
脂質	9.2g
炭水化物	49.1g
糖質	43.5g
食物繊維	5.6g

ねぎとみその香り、コクで満足感大!
やわらか豚肉のねぎみそ焼き献立

豚肉のねぎみそ香り焼き

材料 | 1人分

豚ロース厚切り肉(脂身を除く)……60g

A
- 酒……大さじ1
- 万能ねぎの小口切り……大さじ1
- みそ(減塩タイプ)……小さじ1

作り方

1. ポリ袋にAを入れ、もんで混ぜる。
2. ①に豚肉を入れ、もみ込みながら全体にまんべんなくたれをつける。
3. フッ素樹脂加工のフライパンを中火で熱して②を入れ、ときどき裏返しながら5分ほど焼いて火を通す。

かぼちゃ(付け合わせ野菜)

材料&作り方 | 1人分

冷凍かぼちゃ30g(小2個)を耐熱容器に入れ、ラップをかけて電子レンジ(600W)で1分ほど加熱する。

えのきとオクラのおかかあえ

材料 | 2食分

えのきたけ……½袋
冷凍刻みオクラ……50g
かつお節……1パック
しょうゆ……小さじ1

作り方

1. えのきたけは石づきを切り落として半分に切り、根元をほぐす。
2. 耐熱容器に①、オクラを入れ、ラップをかけて電子レンジ(600W)で1分ほど加熱する。
3. ②にかつお節、しょうゆを加えてあえる。半量を器に盛る。

▶残りは保存容器に入れ、11日目の副菜に。

ごはん(100g)

食物繊維を足したい場合、玄米、もち麦、雑穀ごはんでも。
活動量が多い場合は150gに増量してOK。

血糖値改善&ダイエットPOINT

◎ えのきたけのぬめり成分は食物繊維の一種のムチン。オクラの食物繊維のペクチンと合わせてとり、血糖値スパイク予防に。

◎ かぼちゃは食物繊維や細胞のサビを防ぐビタミンA、C、Eが豊富。味をつけずに甘みを楽しんで。

夕食 DAY 10

豆とシーフードのトマト煮

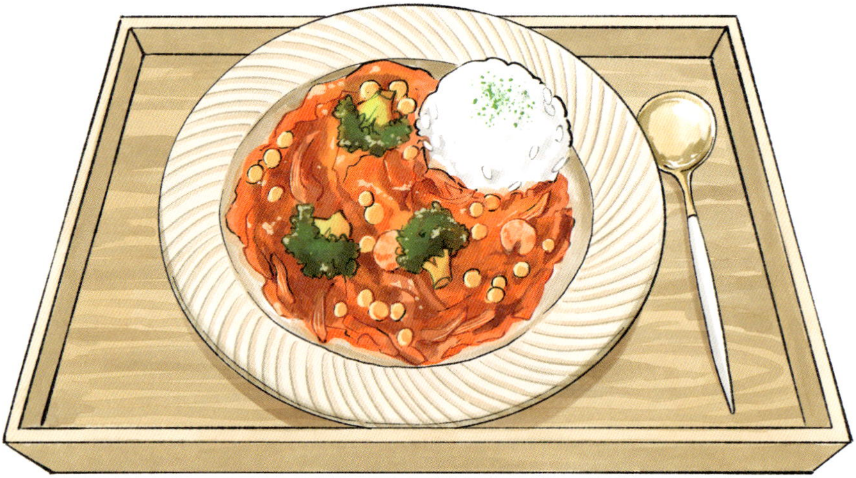

レシピの推しはコレ!

▶トマトジュースのリコピンが老化を防ぎ血糖値改善をサポート

▶豆類から植物性のたんぱく質と食物繊維がとれて腸を若々しく!

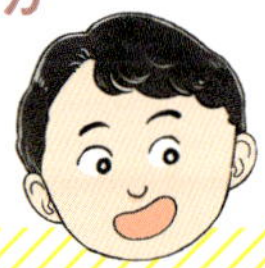

DATA

452kcal

たんぱく質	27.3g
脂質	12.1g
炭水化物	66.2g
糖質	56.9g
食物繊維	9.3g

リコピンがとれるトマトジュースベースで！
老化に負けない豆とシーフードのトマト煮献立

豆とシーフードのトマト煮

材料 | 1人分

冷凍シーフードミックス……… 1袋（100g）
ミックスビーンズ……………… 50g
玉ねぎ…………………………… ¼個
冷凍ブロッコリー……………… 4房（30g）
おろしにんにく………………… 小さじ½
バター…………………………… 大さじ1
こしょう………………………… 少々
A ┌ トマトジュース（無塩・無添加）
　│ ……………………………… 1カップ（200ml）
　└ コンソメスープの素……… 小さじ1弱

作り方

1. シーフードミックスはざるに入れて水でさっと洗い、水けをきる。玉ねぎは薄切りにする。
2. フライパンににんにく、バターを入れて溶かして①を炒め、こしょうをふる。
3. 玉ねぎが透き通ってきたら、Aを加えて混ぜる。
4. ミックスビーンズ、冷凍ブロッコリー（凍ったまま）を入れ、煮立ったら弱火にして10分ほど煮る。

ごはん（100g） | 食物繊維を足したい場合、玄米、もち麦、雑穀ごはんでも。
活動量が多い場合は150gに増量してOK。

時短&満足 POINT

◎ シーフードミックスの魚介のだし、バターのコク、にんにくの香りで満足感アップ！

血糖値改善&ダイエット POINT

◎ トマトジュース（無添加）は、トマト水煮よりも糖質が控えめで1人分の量が調整しやすい！
◎ トマトのリコピンには強力な抗酸化作用があり、血糖値を低下させる効果も期待されている。

夕食 DAY 11

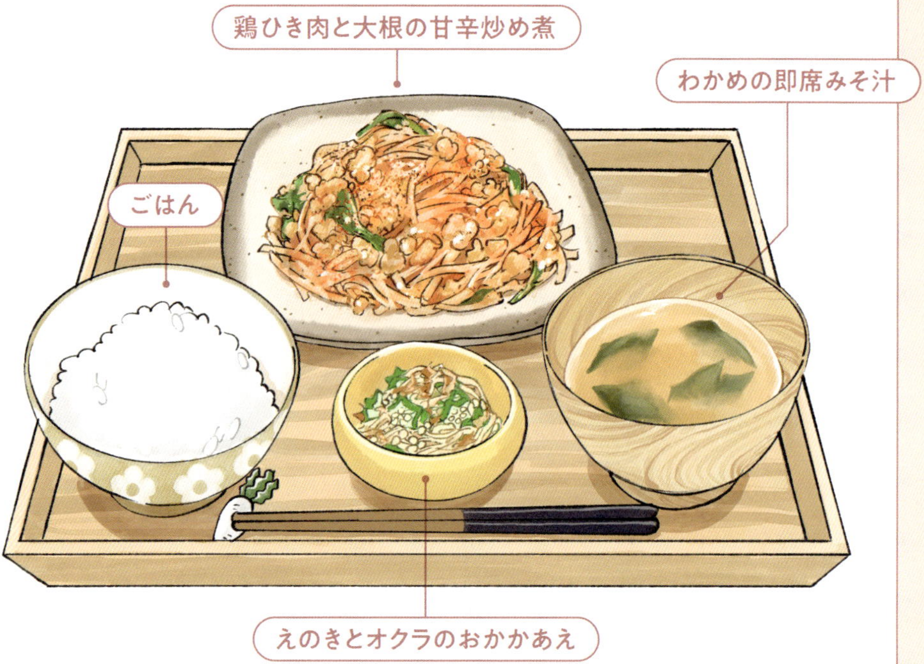
鶏ひき肉と大根の甘辛炒め煮
わかめの即席みそ汁
ごはん
えのきとオクラのおかかあえ

レシピの推しはコレ!

▶低脂肪・高たんぱくな
鶏むねひき肉で
そぼろ煮の脂質オフ

▶カット大根で火の通りを速くし
副菜は常備菜、
即席みそ汁で超時短!

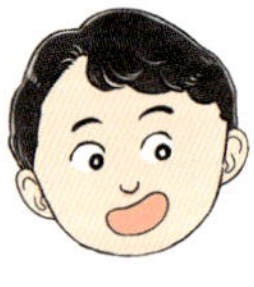

DATA

384kcal

たんぱく質	24.1g
脂質	8.5g
炭水化物	55.5g
糖質	49.2g
食物繊維	6.3g

バランスのよい3品がすぐできる!
鶏ひき肉と大根の炒め煮のスピード献立

鶏ひき肉と大根の甘辛炒め煮

材料 | 1人分

鶏むねひき肉	70g
カット大根サラダ	1袋
ごま油	大さじ½
A 酒、しょうゆ、砂糖	各小さじ1
七味とうがらし(好みで)	少々

作り方

1. フライパンにごま油を中火で熱し、ひき肉を炒める。
2. ひき肉の色が白っぽくなってきたら、カット大根サラダを加えて炒める。
3. ②に水100ml、Aを入れて混ぜて煮る。
4. 煮汁が少なくなったら器に盛り、好みで七味とうがらしをふる。

えのきとオクラのおかかあえ

9日目(p.91)に作って冷蔵保存しておいたものを盛る。

わかめの即席みそ汁

材料&作り方 | 1人分

インスタント減塩みそ汁の素1包、乾燥カットわかめ小さじ1(1g)を器に入れ、湯を注いで混ぜる。

ごはん(100g)

食物繊維を足したい場合、玄米、もち麦、雑穀ごはんでも。
活動量が多い場合は150gに増量してOK。

血糖値改善&ダイエットPOINT

◎ カット野菜の大根サラダを炒め煮に活用してカサ増し&時短調理に。

◎ えのきとオクラのおかかあえ、即席みそ汁のわかめで食物繊維をプラス。

夕食 DAY 12

鶏ひき肉と小松菜のワンパンパスタ

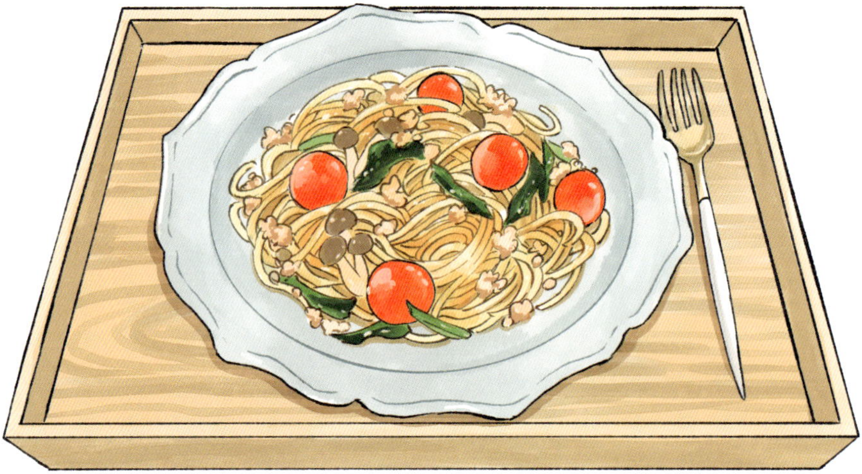

レシピの推しは コレ!

▶スパゲッティの量を少なめにして野菜ときのこで具だくさん

▶低脂肪・高たんぱくな鶏むねひき肉でカロリー&脂質ダウン!

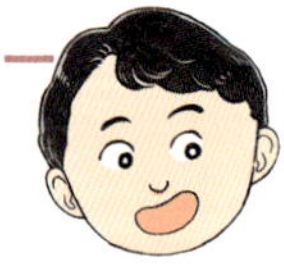

DATA

433kcal

たんぱく質	27.2g
脂質	15.0g
炭水化物	53.1g
糖質	46.5g
食物繊維	6.6g

ダイエット中のパスタの定番に!
糖質&脂質オフ! 鶏ひき肉と野菜のワンパンパスタ

鶏ひき肉と小松菜のワンパンパスタ

材料 | 1人分

鶏むねひき肉	70g
スパゲッティ	60g
ミニトマト	5個
小松菜 (50g・太いものだと1束)	2束
しめじ	½パック
オリーブ油	大さじ1
おろしにんにく	小さじ½
顆粒コンソメスープの素	小さじ1弱
塩、粗びき黒こしょう	各少々

作り方

1. フライパンにオリーブ油を中火で熱し、にんにく、ひき肉を炒める。
2. ひき肉に火が通ったら、水300ml、コンソメスープの素を入れて混ぜ、沸騰させる。
3. スパゲッティを半分に折って②に入れ、ゆでる。
4. 小松菜は食べやすい長さに切り、しめじは石づきを除いてほぐす。ミニトマトはへたを取る。
5. ③のゆで汁が少なくなってきたら(袋の表示より1～2分ほど短めにゆでたら)④を入れて混ぜ合わせて火を通し、塩、粗びき黒こしょうをふって味を調える。

時短&満足 POINT

◎ ひき肉を炒める、スパゲッティをゆでる、具に火を通してあえるまでフライパン1つで完結!

◎ さっと火が入る小松菜、ミニトマトを使い、緑・赤の彩りもGOOD!

血糖値改善&ダイエット POINT

◎ ひき肉、野菜、きのこと具だくさんだからひと皿でも栄養バランスよし。

◎ きのこと野菜の具から食物繊維をとりつつゆっくり食べ、血糖値の急上昇を抑制。

夕食 DAY 13

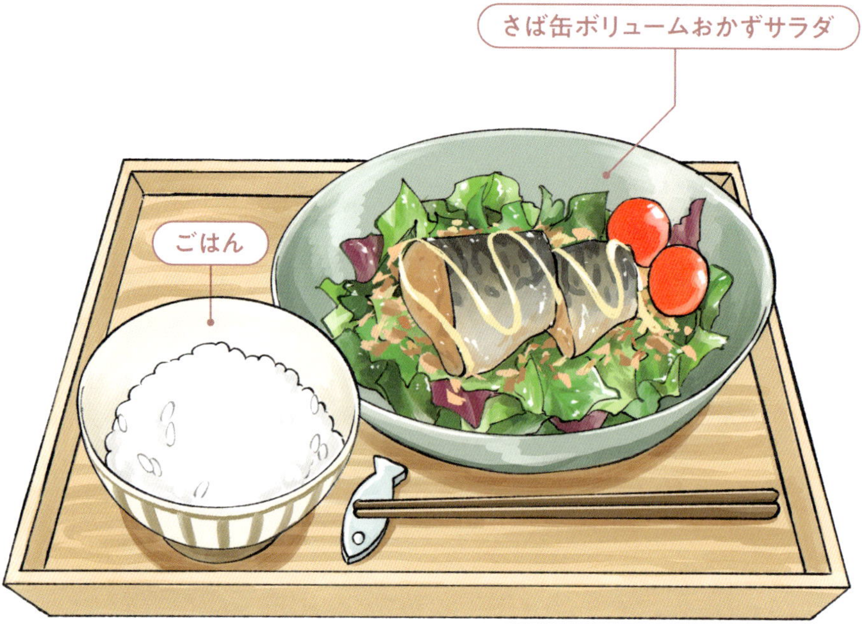

レシピの推しは コレ!

▶さばのEPAと野菜の食物繊維でやせホルモンのGLP-1の分泌を促進!

▶血管の若さを保つさばのDHA、EPAがとれてエネルギー量は適正!

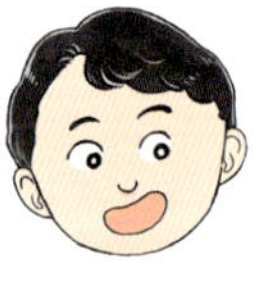

DATA

540kcal

たんぱく質	30.8g
脂質	25.7g
炭水化物	51.2g
糖質	48.6g
食物繊維	2.6g

EPAと食物繊維がやせホルモンを分泌!
野菜もとれるさば缶のおかずサラダ献立

さば缶ボリュームおかずサラダ

材料 | 1人分

さばみそ煮缶	小1缶（160g）
カットレタス	1袋
かつお節	1パック
マヨネーズ	小さじ1
ミニトマト	2個

作り方

1. 器にレタスを広げ、全体にかつお節をかける。
2. さばみそ煮をのせてマヨネーズをかけ、ミニトマトをのせる。

ごはん（100g）| 食物繊維を足したい場合、玄米、もち麦、雑穀ごはんでも。
活動量が多い場合は150gに増量してOK。

時短&満足POINT

◎カットレタスのサラダで切る手間いらず。さばみそ煮缶は、常温のままでも、電子レンジで軽く温めてから食べてもOK。かつお節をふって風味をアップ。

血糖値改善&ダイエットPOINT

◎さばは良質な脂質のDHA、EPAがとれる一方、脂が多く、高エネルギーなので、小さめの缶詰を選んで。

◎野菜サラダとさばをゆっくりよく噛んで先に半分ぐらい食べるたんぱく質&食物繊維ファーストを。

夕食 DAY 14

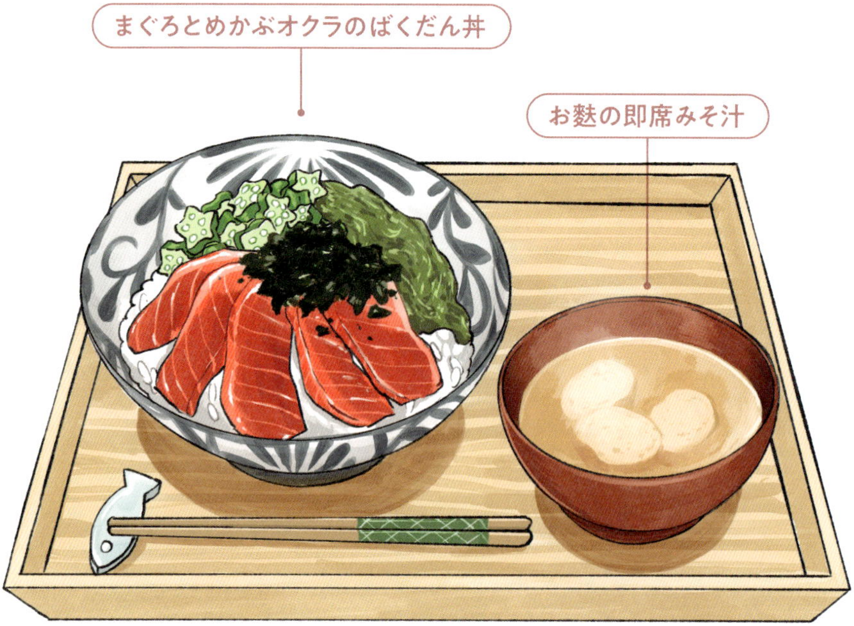

まぐろとめかぶオクラのばくだん丼
お麩の即席みそ汁

レシピの推しはコレ！

▶刺身メニューは調理いらずで低脂質、高たんぱく！

▶めかぶ、オクラの水溶性食物繊維が血糖値スパイクを阻止

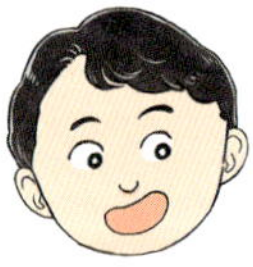

DATA

357kcal

たんぱく質	23.7g
脂質	4.6g
炭水化物	55.1g
糖質	53.4g
食物繊維	5.9g

ダイエットをがんばったごほうびに!
まぐろとネバネバ食材のばくだん丼献立

まぐろとめかぶオクラのばくだん丼

材料｜1人分

- ごはん（白米、もち麦など好みのものでOK）……… 130g
- まぐろ刺身 ……… 60g
- 焼きのり ……… ¼枚
- 冷凍刻みオクラ ……… 50g
- 味つきめかぶ ……… 1パック
- A しょうゆ ……… 小さじ1
- A ごま油 ……… 小さじ½

作り方

1. 刻みオクラは耐熱容器に入れ、ラップをかけて電子レンジ(600W)で1分加熱し、冷ます。
2. 丼にごはんを盛り、まぐろ、①、めかぶ、ちぎった焼きのりをのせ、混ぜ合わせたAをかけていただく。

お麩の即席みそ汁

材料&作り方｜1人分

器にインスタント減塩みそ汁の素1包、麩2〜3個を入れて湯を注ぐ。

血糖値改善&ダイエットPOINT

◎ ごはんの量が多くなりがちな丼物は、量を130gにして糖質を適量に。

◎ ネバネバ食材のめかぶ、オクラに含まれる水溶性食物繊維が糖の吸収をゆるやかにする。

◎ 温かな即席みそ汁で早食い防止&満足感アップ。

仕事が忙しくて、料理をする時間がない！
いつも帰宅時間が遅いので
コンビニ食品やお惣菜に頼りがち…
そんな方も多いのではないでしょうか。
自炊ができなくても、実は血糖値コントロールは簡単。
次から、コンビニ・スーパーのお惣菜の
やせる組み合わせ方をお伝えします。
それでは、クリニックの管理栄養士チーム協力のもと
セレクトしたＢＥＳＴ10を発表！

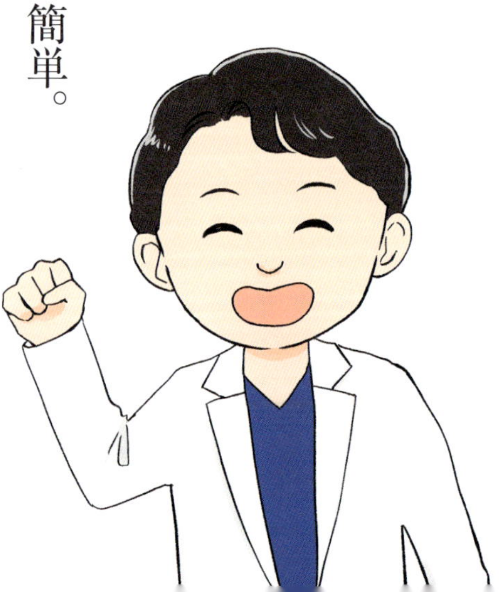

第5章

自炊をがんばらなくても
血糖コントロールできる!

コンビニ・スーパーのお惣菜
やせる組み合わせ

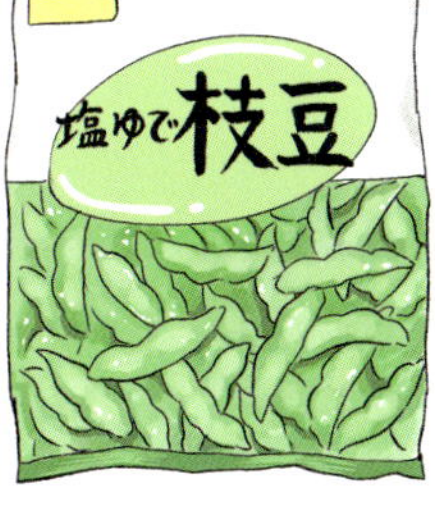

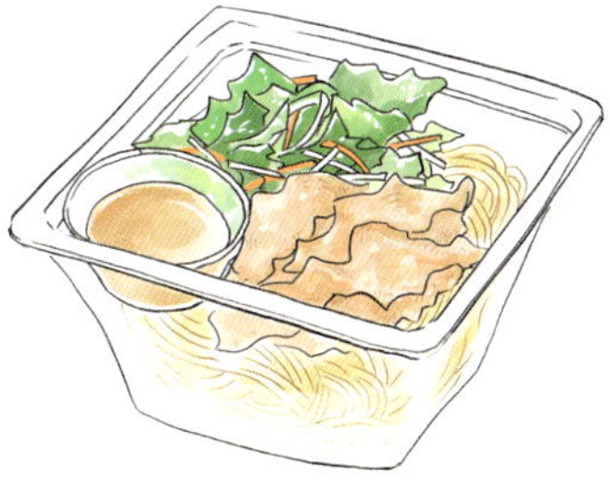

コンビニ・スーパーのお惣菜でやせる組み合わせ方

まず基本をチェック！

下のように「主食＋主菜＋副菜」を組み合わせるとカロリー・糖質・脂質を抑えられ、太りにくくなります。次のページからの組み合わせを参考に選んでみましょう。

副菜 ＋ 主菜 ＋ 主食

副菜	主菜	主食
ビタミン、ミネラル、食物繊維	たんぱく質	炭水化物（糖質、食物繊維）
カット野菜や海藻のサラダ、即席のみそ汁など	肉、魚介、大豆製品、卵のお惣菜や冷凍食品など	パックごはん小盛り（100g、150g）
カット野菜のサラダ、冷凍野菜、もずく酢、味つきめかぶなどを副菜にして食物繊維をプラスして。ドレッシングは、ノンオイルを選ぶと脂質オフに。	栄養成分表示があり、エネルギー、たんぱく質、脂質をコントロールしやすいのがお惣菜のメリット。たんぱく質がとれ、脂質控えめの主菜を選びましょう。	お惣菜は塩分が多めで、おにぎり、めんを主食にすると塩分過多になるのが課題。「パックごはん」の小盛り（100g、150g）は糖質も適量で塩分0g。

栄養成分表示を見て"目ばかり力"をつけよう

例
コンビニの豚汁※
（1包装当たり）

熱量	**113kcal**
たんぱく質	12.1g
脂質	4.4g
炭水化物	7.7g
食塩相当量	2.2g

※p.104〜113の栄養価の数値は、コンビニ・スーパーの商品の栄養成分表示を参考にした目安です。栄養成分の量は商品によって異なります。

① まずはエネルギー量をチェックするクセをつけよう

難しく考えず、手に取ったお惣菜が何キロカロリーかを見ることから始めて。慣れてくると、見るだけで食品のエネルギー量を予測できる"目ばかり力"がつきます。

② 慣れてきたらPFCバランス、塩分量にも注目

次に、一歩進んで「たんぱく質」「脂質」「炭水化物」の量をチェックしてみましょう。さらに、「食塩相当量」を見る習慣をつけて減塩できれば、お惣菜選びの達人に！

コンビニの食品は糖質量も表示されていてメニュー選びがしやすいですよ！

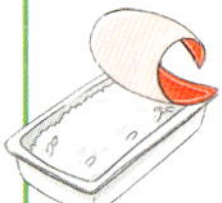

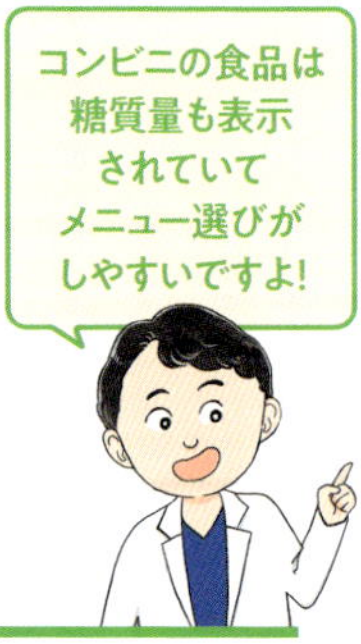

組み合わせ NO.1

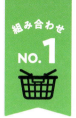

冷凍食品の鶏むね肉から揚げは低脂質な優秀主菜!

副菜 ＋ 主菜 ＋ 主食

カット野菜

せん切りキャベツ

（½~1袋）

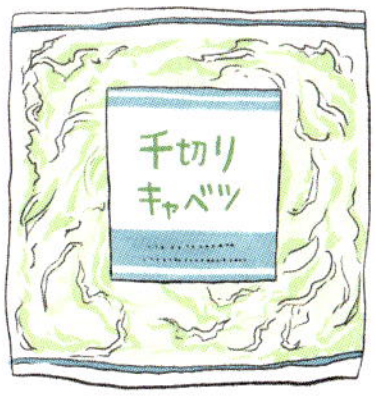

冷凍食品

鶏むね肉のから揚げ

（3~4個）

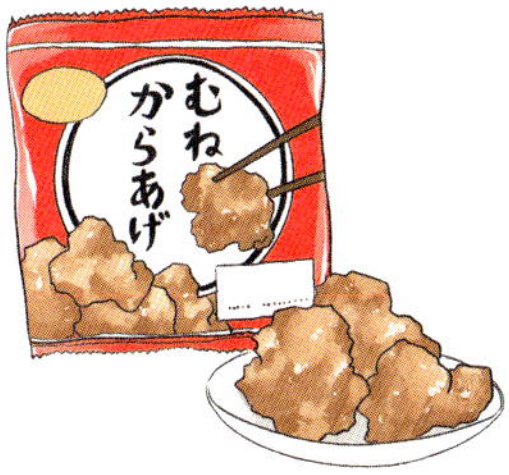

パックごはん

小盛り（100g）

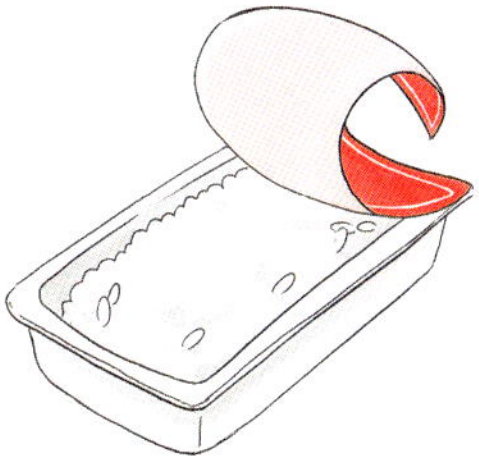

冷凍食品コーナーにある「鶏むね肉のから揚げ」は、ダイエット中の揚げ物欲を満たす強い味方。3～4個（100～120gほど）をレンチンし、せん切りキャベツを添えてどうぞ。ドレッシングはノンオイルで脂質オフ。キャベツの食物繊維を先にとると血糖値スパイクを防げます。

活動量が多い人は150gでもOK。白米、もち麦、雑穀ごはんなど好みのものを。

DATA およそ **336**kcal | たんぱく質 19.7g | 脂質 5.4g | 炭水化物 54.0g

冷凍食品の鶏むね肉や鶏ささみの主菜は、脂質が少なめでダイエット中も安心

鶏むね肉、ささみは、鶏もも肉よりも低エネルギー、低脂質。お惣菜よりも冷凍食品は1食の個数を調整しやすいのが利点です。ぜひ、鶏むね、ささみなど脂質オフの冷凍食品を探して常備してください。揚げ物に合わせる副菜は、消化を助けて食物繊維もとれるせん切りキャベツがおすすめ。

お肉の主菜に
この冷凍食品もおすすめ!

◎ 鶏ささみ天
◎ ささみ磯部揚げ
◎ 梅しそささみ焼き
◎ 鶏むね肉とブロッコリー
◎ 大豆ミートのから揚げ、ハンバーグなど

組み合わせ NO.2

具だくさんで脂質は少なめ あったか豚汁で おなかも心も満たして!

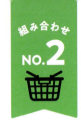

副菜 ＋ 主菜 ＋ 主食

カット野菜 ミックスサラダ

（½~1袋）

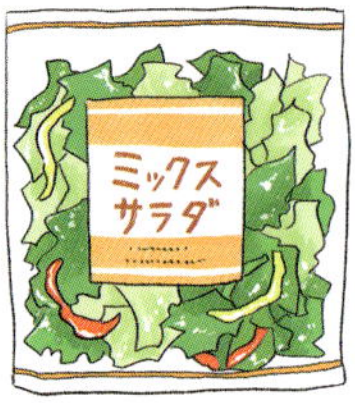

食物繊維をプラスするために、レタスなど好みのカット野菜のサラダを。もずく酢、味つきめかぶで食物繊維を足してもOK。

豚汁

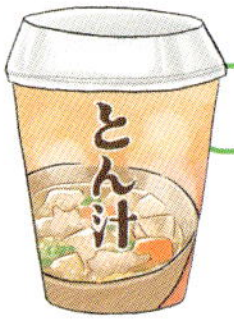

納豆

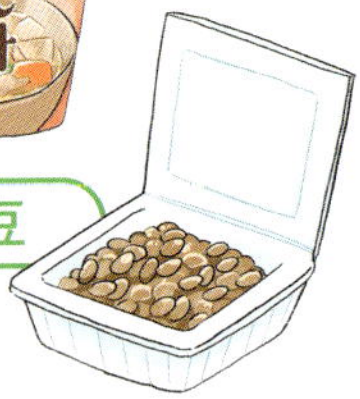

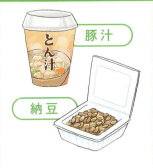

豚汁には、カップやレトルトなどいろいろな種類がありますが、栄養成分表示の脂質が5gほどのものを選んで。たんぱく質は1食20gほどをめざし、足りない分は納豆（または冷奴）をプラスします。

パックごはん

小盛り（100g）

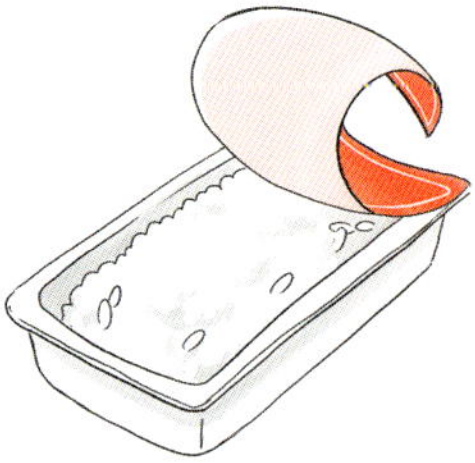

活動量が多い人は150gでもOK。白米、もち麦、雑穀ごはんなど好みのものを。

DATA およそ **392kcal** | たんぱく質 23.5g | 脂質 11.1g | 炭水化物 53.4g

コンビニ食品の定番・豚汁は 脂質が控えめで満足感あり!

豚汁は豚バラ肉を使うので脂質が高くなりがちですが、コンビニの豚汁は、意外と脂質が低めのものも。具だくさんで、にんじん、大根、じゃがいも、こんにゃくなどから食物繊維がとれるのも魅力。ただし、根菜、いもの糖質を含むので、野菜サラダと納豆を最初に食べる食物繊維ファーストで血糖値スパイクを防ぎましょう。

豚汁は豚肉と豆腐のたんぱく質、根菜の食物繊維もとれます!

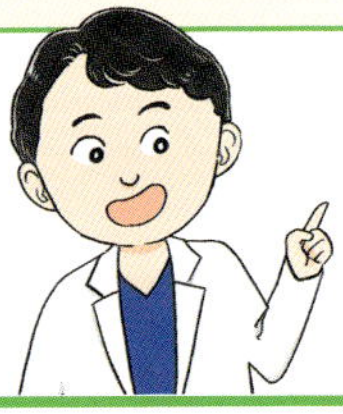

組み合わせ NO.3

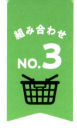

手軽な焼きざけで、良質なたんぱく質、脂質、ビタミンDも摂取!

副菜 ＋ 主菜 ＋ 主食

カット野菜

大根サラダ

（½~1袋）

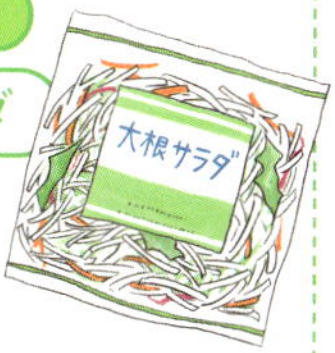

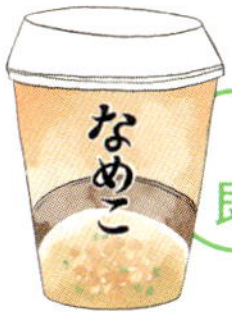

なめこの即席みそ汁

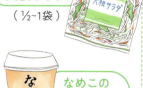

大根おろし感覚で、さけの脂の消化を助けるカット大根サラダ、水溶性食物繊維がとれるなめこの即席みそ汁を副菜に。塩分が気になる場合は、減塩タイプのみそ汁を。

さけの塩焼き

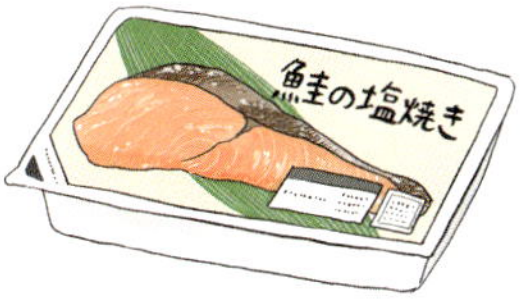

コンビニのレトルトパックかスーパーのお惣菜のさけの塩焼き。さけだけだと、1食のたんぱく質が少なめなので即席みそ汁に豆腐を足してもOK。

パックごはん

小盛り（100g）

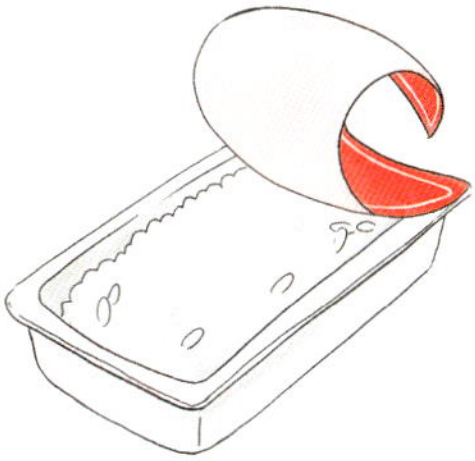

活動量が多い人は150gでもOK。白米、もち麦、雑穀ごはんなど好みのものを。

DATA およそ **356kcal** ｜ たんぱく質 21.5g ｜ 脂質 10.5g ｜ 炭水化物 45.7g

大根サラダとなめこのみそ汁で食物繊維を足し、献立の満足感アップ

ビタミンDの摂取は、糖尿病のリスクを低下させるという研究報告※があります。さけは、魚の中で特にビタミンDが多い種類。物足りなさがないよう、カット野菜のサラダと温かい即席みそ汁を組み合わせ、おなかを満たしましょう。魚が食べたい気分の日は、右のメニューも手軽です。

魚の主菜に
このお惣菜、缶詰もおすすめ!

◎ 刺身
◎ 青魚の水煮缶詰
◎ ほっけの塩焼き

※Annals of Internal Medicine. 2023 Mar;176(3):355-363

組み合わせ NO.4

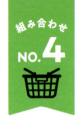

めんが食べたいときは糖質・脂質オフの
さっぱり豚しゃぶパスタサラダ

副菜 ＋ 主食・主菜

冷凍食品 **枝豆**

（100g・正味50g）

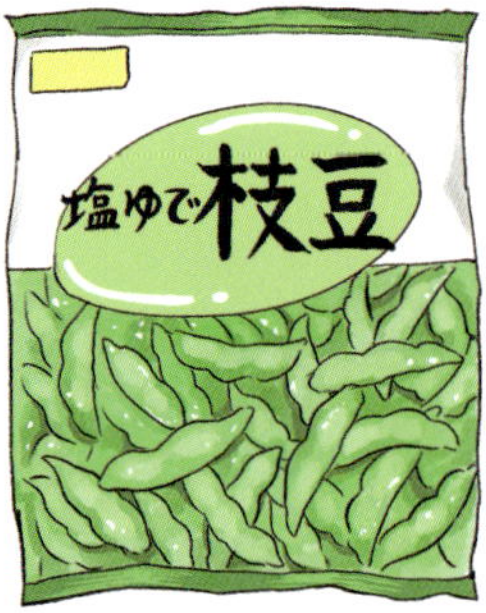

パスタサラダのみでは、たんぱく質が少し足りないので、冷凍枝豆をチンして副菜に。肌を健やかにするβ-カロテン、ビタミンC、余分な塩分を排出するカリウムもとれます。

豚しゃぶパスタサラダ

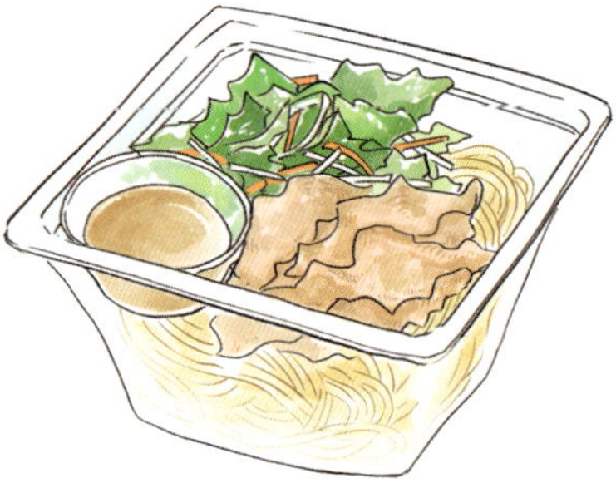

肉、野菜のたんぱく質、食物繊維がいっしょにとれ、普通のパスタより量が少なめで糖質を30～40gほどに抑えられます。豚しゃぶは余分な脂が落ちているのでヘルシー。

DATA およそ **312kcal** ｜ たんぱく質 20.6g ｜ 脂質 18.1g ｜ 炭水化物 34.9g

めん類はパスタサラダやミニそばを選んで糖質を適量に

コンビニのめん類は、普通サイズだと高糖質に。パスタサラダ、ミニサイズのそば・うどん・冷やし中華を選ぶと糖質量が適量になります。めんの早食いと食後高血糖の予防には、上の豚しゃぶパスタサラダのように具だくさんのものが〇。副菜の冷凍枝豆は、ストックしておくと、たんぱく質、ビタミン、ミネラル、食物繊維のちょい足しに便利です。

糖質がほどほどの
このめんメニューも
おすすめ！

◎ ミニとろろそば
◎ わかめのミニうどん
◎ ミニ冷やし中華
◎ インスタントのスープパスタ

組み合わせ NO.5

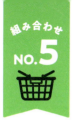

ダイエット中だって粉ものOK！ 冷凍の海鮮お好み焼きを主役に

副菜 ＋ 主食・主菜

海藻サラダ

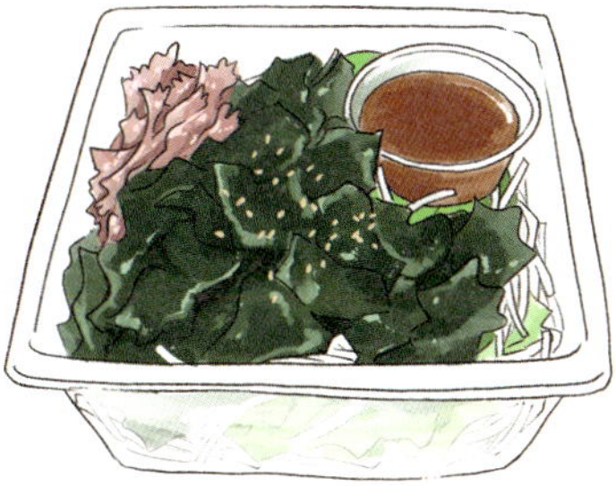

水溶性食物繊維がとれる海藻サラダをチョイス。お好み焼きから脂質をとるので、ごま、シーザーより、ノンオイルのドレッシングが○。

冷凍食品

海鮮お好み焼き

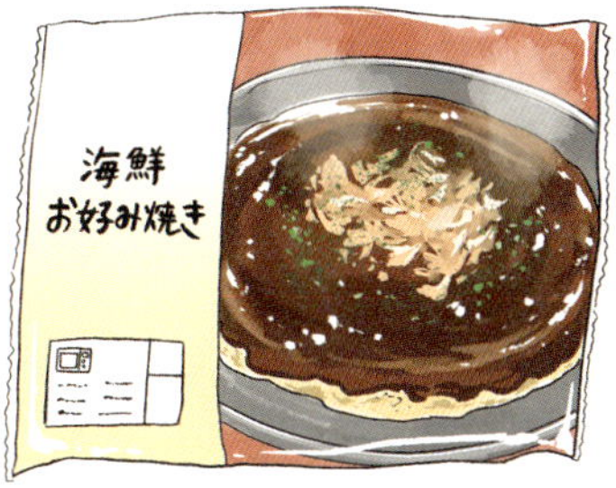

小麦粉、いか、えび、卵が使用されているので「主食・主菜」の役割に。海鮮お好み焼きは、豚玉、広島風のお好み焼きより糖質・脂質が少なめでダイエット向き。

DATA およそ 338kcal ｜ たんぱく質 28.3g ｜ 脂質 11.5g ｜ 炭水化物 55.3g

お好み焼きは種類と量を守れば食べても太りにくい!

コンビニの冷凍食品の「海鮮お好み焼き」は、1食（1枚）当たり糖質が40gほど。脂質も抑えられているのでダイエット中も安心。食べ切りサイズだから、食べすぎたり、ソースをかけすぎたりしません。豚肉の脂が加わる豚玉は脂質が多く、焼きそばが入った広島風、生地が厚いボリュームのあるお好み焼きは糖質が多めです。

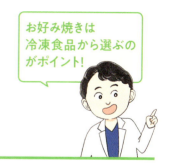

お好み焼きは冷凍食品から選ぶのがポイント!

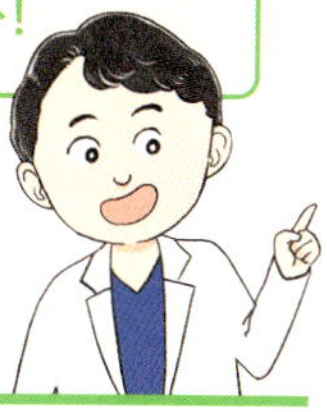

組み合わせ NO.6

パワーをつけたい日はレバニラもあり！外食の中華より糖質・脂質もオフ

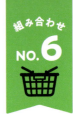

主菜・副菜 ＋ 主食

もやし
＋
レバニラ炒め

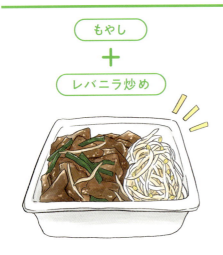

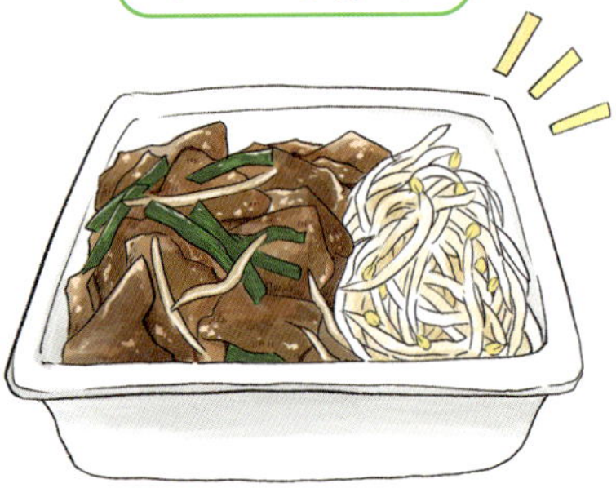

ニラ、もやしを含みますが、もやしをレンチンして野菜の食物繊維を増量。お皿に広げてレバニラ炒めをのせてたれの味でいただくか、味が足りなければ塩、こしょうをふって。

パックごはん
小盛り（100g）

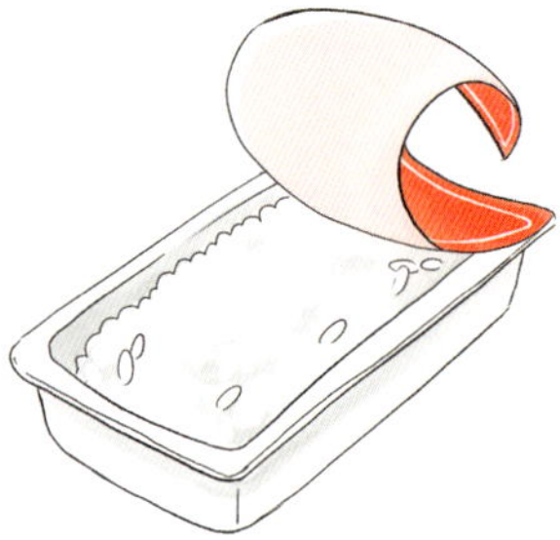

活動量が多い人は150gでもOKですが、レバニラ炒めは片栗粉で糖質が10gほど足されます。糖質を抑えたい場合はごはんを100gに。ごはんは好みのものを。

DATA およそ 430kcal ｜ たんぱく質 28.3g ｜ 脂質 11.5g ｜ 炭水化物 55.3g

レバーのビタミンB_1、B_2、鉄分がエネルギー代謝をアップして疲労も回復

外食の中華料理はおいしいのですが、エネルギーや脂質が高くなりやすいのが課題。パックごはんの小盛り＋コンビニの中華のお惣菜にすれば、エネルギー、脂質、糖質をコントロールしやすくなります。レバニラ炒めは、糖質や脂質の代謝を促すビタミンB群、血液にのって酸素を全身に運ぶ鉄分が豊富。ニラのアリシンがビタミンB_1の吸収を助けます。

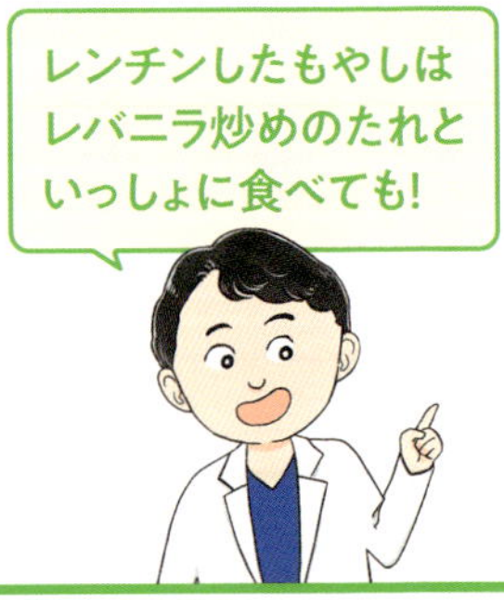
レンチンしたもやしはレバニラ炒めのたれといっしょに食べても！

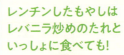

組み合わせ NO.7

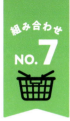

ダイエット中にまさかのカップめん!? サラダをつけて食物繊維ファーストに

副菜 ＋ 主食・主菜

カット野菜

大根サラダ

（½~1袋）

＋

カットわかめ

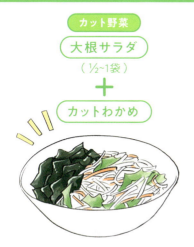

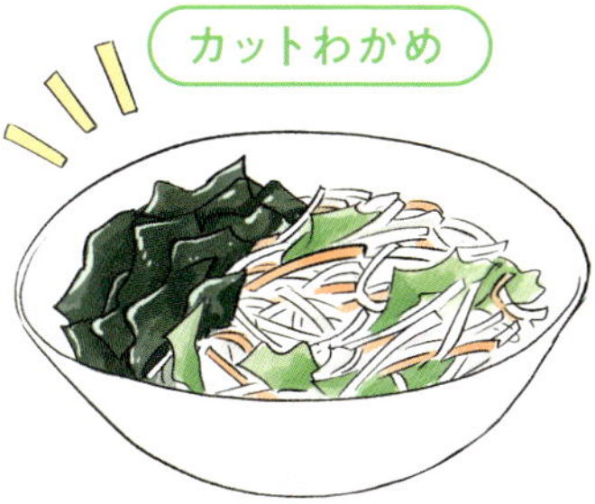

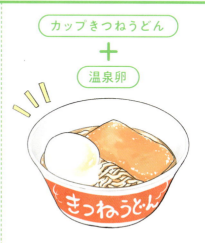

カット大根サラダに、戻した乾燥カットわかめをのせて食物繊維をプラス。カップうどんを食べる前にサラダからゆっくり食べ、食物繊維ファーストに。

カップきつねうどん

＋

温泉卵

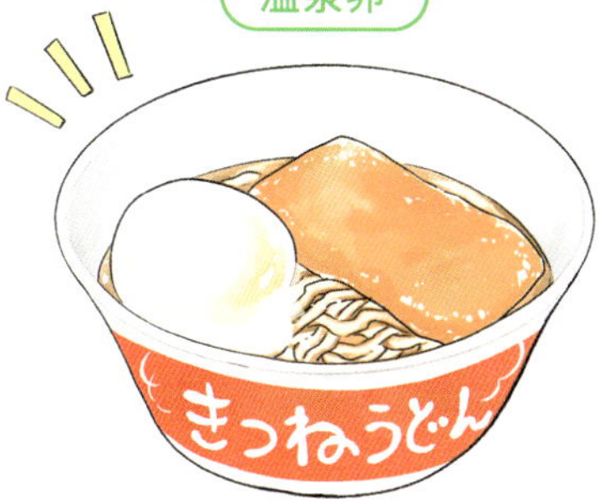

きつねうどんの油揚げ、温泉卵からたんぱく質をとります。カップめんは塩分が多いのでスープは2～3口飲んで楽しみ、残して減塩を。

DATA およそ 526kcal ｜ たんぱく質 16.6g ｜ 脂質 22.8g ｜ 炭水化物 64.7g

カップめんの糖質の単品にならないよう 温泉卵とカット野菜のサラダをプラス

お惣菜のうどんは糖質量が多め。とはいえミニサイズだと物足りない…というときは、インスタントのカップうどんを選び、糖質を抑える奥の手を(他の大盛りではないカップめんでも○)。糖質に偏らないよう、温泉卵をトッピング。副菜のカット野菜とわかめのサラダの食物繊維とカリウムは、血糖値の上昇を抑制し、余分な塩分を排出します。

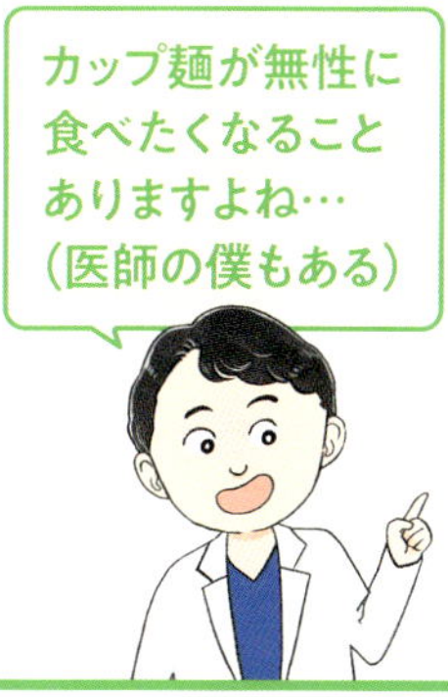
カップ麺が無性に
食べたくなること
ありますよね…
(医師の僕もある)

組み合わせ NO.8

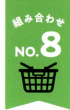

糖質が多くなりがちなおでんの具は主菜と副菜に分けて選ぶとバランスよし

副菜 ＋ 主菜 ＋ 主食

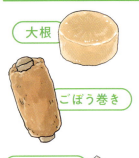

副菜

大根

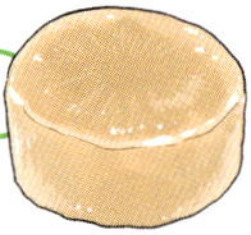

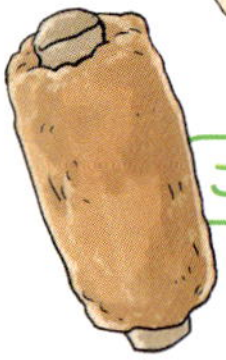

ごぼう巻き

こんにゃく

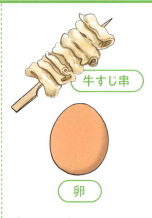

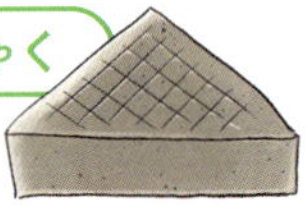

低エネルギー、低糖質で、血糖コントロールを助ける食物繊維がとれるこちらの具から食べましょう。「しらたき」「昆布巻き」も○。

主菜

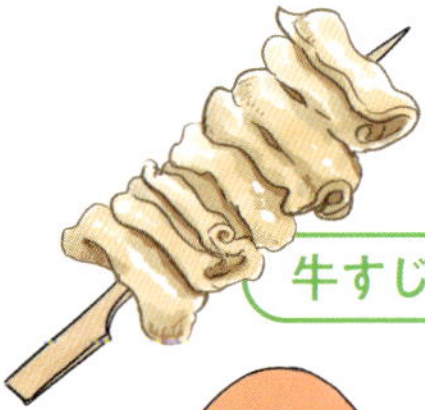

牛すじ串

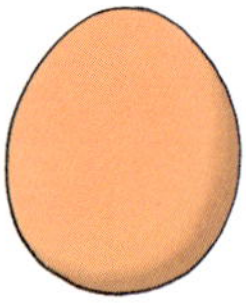

卵

「牛すじ串」は、たんぱく質約4g、脂質約1gで、うまみが強く満足感が高め。「卵」のコレステロールが気になる場合は「魚のつみれ」「焼き豆腐」「厚揚げ」「がんも」「鶏つくね串」でも。

主食

パックごはん

小盛り（100g）

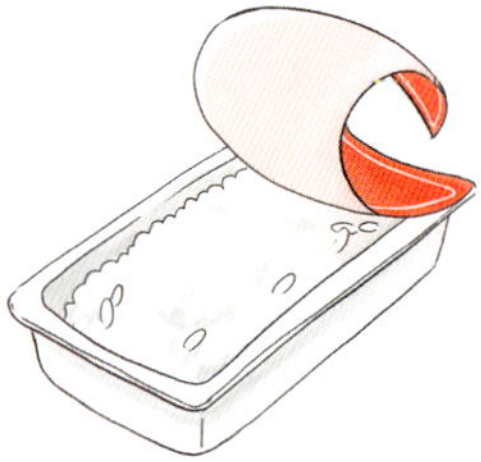

活動量が多い人は150gでもOK。白米、もち麦、雑穀ごはんなど好みのものを。おでんの「巾着もち」を主食にする選び方もあり!

DATA およそ 310kcal ｜ たんぱく質 16.3g ｜ 脂質 7.6g ｜ 炭水化物 46.0g

練り製品は糖質が多め。糖質が少なくたんぱく質、食物繊維がとれる具を

炭水化物のもちが入った「もち巾着」、練り製品の「ちくわぶ」「さつま揚げ」「はんぺん」などが重なると糖質が多くなります。これらを食べたいときは、主食に置き換えて調整する方法も。ごはんとおでんを組み合わせるときは、上のように具を主菜（たんぱく質）、副菜（食物繊維）と捉えて選ぶとバランスがとれます。

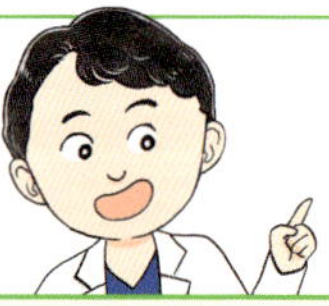

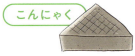

牛すじ串は意外と脂質が少なめ! できるだけ汁は残すと塩分オフに（おいしいですけどね）

組み合わせ NO.9

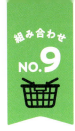

冷凍チャーハンは糖質量の調整に○。主菜は脂質の低い砂肝焼きをセレクト

副菜 ＋ 主菜 ＋ 主食

緑黄色野菜入りミックスサラダ

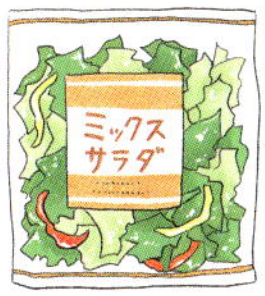

砂肝焼き

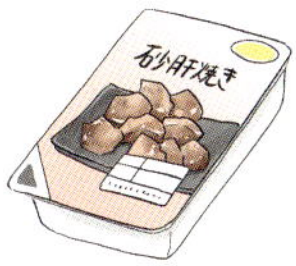

冷凍食品 チャーハン

120g

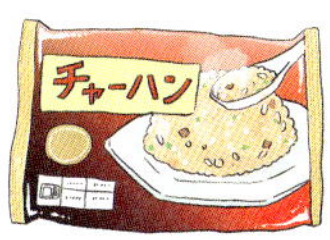

冷凍チャーハンは、食べる分だけ計量して糖質量を調整します。1食分の目安は120g。チャーハンから脂質をとるので、脂質が少ない砂肝焼きを主菜に。副菜は緑黄色野菜が入ったカット野菜サラダを選んで食物繊維と抗酸化ビタミンを補い、ドレッシングはノンオイルを。

DATA およそ **357kcal** | たんぱく質 22.2g | 脂質 10.7g | 炭水化物 43.9g

組み合わせ NO.10

脂質が多く高エネルギーなさば缶は食べ切りサイズがGOOD！

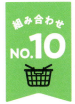

副菜 ＋ 主菜 ＋ 主食

海藻サラダ

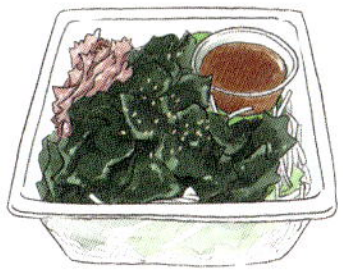

さばみそ煮缶

（160g）

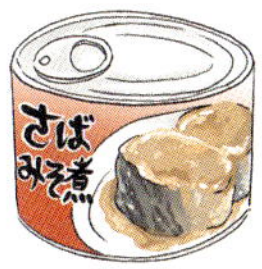

パックごはん

小盛り（100g）

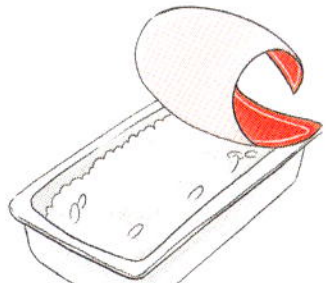

青魚のさばは良質な脂質のDHA、EPAがとれるメリットがある一方、脂質が多く意外と高エネルギー。さば缶は1缶150〜160gほどの小サイズのものなら適量です。p.98のように野菜サラダと合わせて食べたりしても！

DATA およそ **509kcal** | たんぱく質 29.8g | 脂質 23.3g | 炭水化物 48.5g

血糖コントロール

ダイエット体験談①

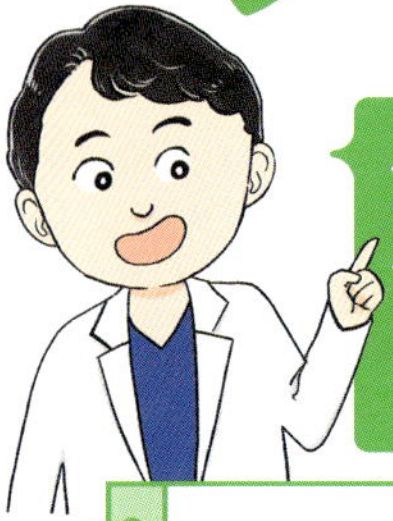

Ju_dotonyoさんは血糖おじさんのInstagramをフォローして応援してくださっている方。2023年に出版した本『“血糖値”を制して脂肪を落とす!』でダイエットにチャレンジして体重減に成功し、現在も維持されています。2年経ち、通院しながらどんなことを生活の中で実践して血糖コントロールを継続し、体重をキープされているのかお話をうかがいました!

HbA1c13.4%で重度の糖尿病と診断された5年前。
通院と血糖コントロールダイエットの食事で体重21kg減に成功!
HbA1cは6.1%に!

Ju_dotonyoさん
(45歳・看護師)

After

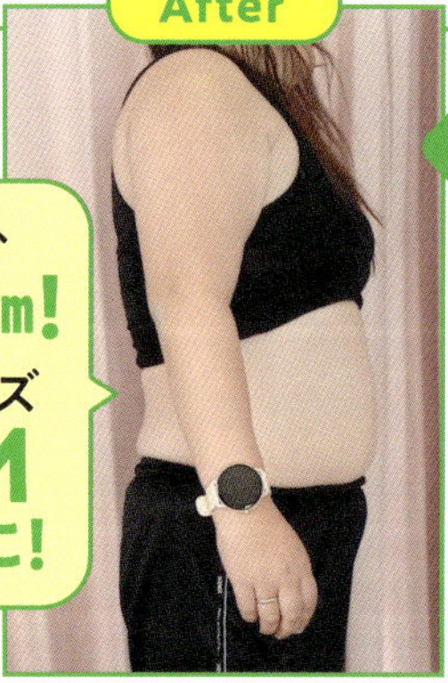

血糖コントロールダイエットを続けて…

Before

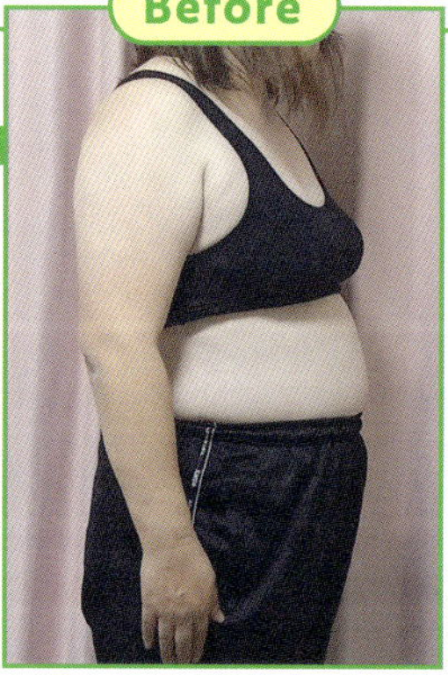

ウエスト
−8.0㎝!
服のサイズ
L→M
サイズに!

60.8kg	←	82.0kg	体重
6.1%	←	6.4%	HbA1c

Ju_dotonyoさんの

血糖コントロールヒストリー

約5年前

のどの渇き、甲状腺の腫れで受診をし、重度の糖尿病と診断される

当時は糖尿病だという実感はなく、口渇がひどくて脱水症かと思い、スポーツ飲料をよく飲んでいました。健診で甲状腺が腫れていると指摘されて受診。血液検査をして重度の糖尿病と診断されました。

↓

糖尿病の当事者としてInstagramスタート！

血糖おじさん（@kettou_ojisan）のインスタライブを通じて同じ糖尿病を抱える友だちが増えました。また、血糖おじさんのSNSの発信で糖尿病を放置することによる合併症の怖さも学び、通院を続けました。

↓

約2年前

2か月間のダイエットにチャレンジし、−13.9kgに成功！

血糖おじさんこと薗田先生に食事の具体的なアドバイスを受け、2か月間、血糖コントロールダイエットを実践。PFCバランス、食物繊維・たんぱく質ファーストの食事を意識。2か月間で**体重が82.0kg➡68.1kg**に！ **空腹時血糖値102mg/dℓ➡91mg/dℓ**、**HbA1c6.4%➡5.8%**に改善しました。

↓

現在

血糖コントロールを続けて体重をキープ中！

この2年、体調を崩した時期もありましたが回復して血糖コントロール生活を続けています。**ボトムのウエストが−8.0cm、服のサイズはLからMサイズに**なり、現在の体重は60.8kg。大きくリバウンドすることなく体重を維持できています。

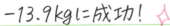

Ju_dotonyoさんの

血糖コントロール生活

カット野菜、もずく酢、納豆、豆腐…
手軽でコスパも優秀な食材を活用！

朝食は、糖質だけにならないよう、手頃な価格で買えるカット野菜、もずく酢、納豆、ヨーグルトを組み合わせるように。

また、糖質とともに脂質の量と質にも気をつけていて、夕食の主菜は肉・魚を交互にし、調味料の脂質を控えめにしています。

最近、家族が好きでよく作っているのは、ノンオイル調理の骨つきチキンの蒸し焼き。鶏肉（骨付き、またはもも肉）をフッ素樹脂加工のフライパンで焼き、水・ポン酢しょうゆ・みりん各大さじ1をからめて蒸し焼きにします。また、コールスローのサラダが食べたいと思ったら、カロリーハーフのマヨネーズ＋酢＋カロリー・糖質オフ甘味料のドレッシングで。

これまで体調を崩してつらいこともありましたが、血糖おじさんと出会って血糖コントロールの食事や運動の知識を得ていなかったら楽しくダイエットができなかったし、糖尿病の友だちと出会えずひとりで悩みを抱え込んで苦しんでいたと思います。これからも自分の体調の変化に気をつけながら糖尿病と向き合い、自分自身を磨いていきたいです！　薗田先生、いっしょにダイエットをがんばりましょう（笑）。

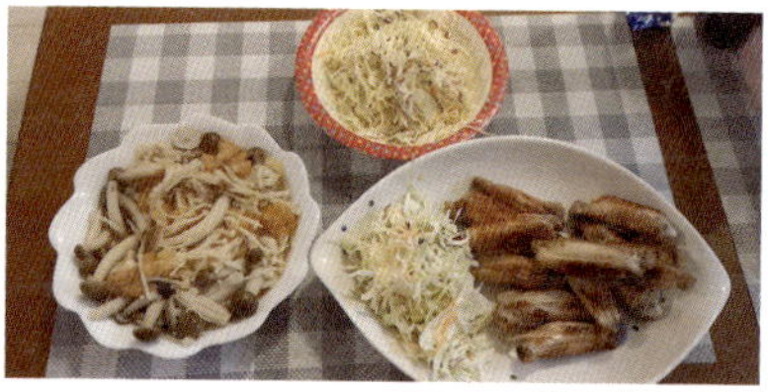

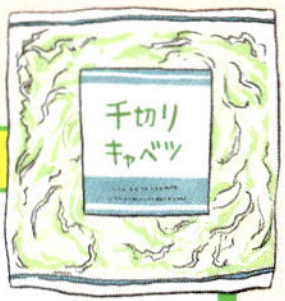

【日常❶】

朝食にカット野菜やもずく酢をプラスして食物繊維ファースト

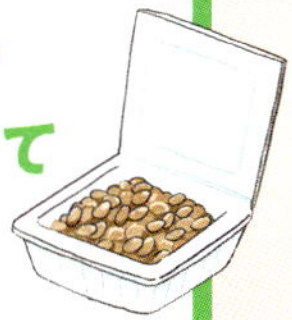

以前の朝食はふりかけごはんのみでしたが、食物繊維とたんぱく質を組み合わせた献立に。まず、ノンオイルドレッシングをかけたカット野菜のキャベツのせん切りサラダ、もずく酢を最初に食べ、次に、プロテイン、納豆、ヨーグルトからたんぱく質を補給。ごはんは1食70ｇほどにして最後に。

【日常❷】

好みのミルクティー味のプロテインを朝食や運動前に飲んでたんぱく質を補給

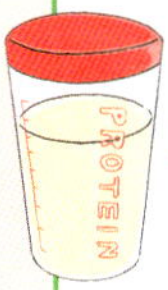

ペットボトルの甘いミルクティーから、水分補給を緑茶にチェンジ。朝のプロテインを好きなミルクティー味にしました。小学生の娘といっしょにサッカーを週2回やっているのですが、運動前にもプロテインを飲んで筋肉づくりをしています。

【日常❸】

夕食は調理油を控えめにして脂質とカロリーをダウン

夕食は調理油を使わず、カロリー・糖質オフの甘味料で鶏肉の煮ものを作ることも。ノンオイルでおかずが作れる調理家電を使って、揚げないから揚げ、フライドポテトなども作っています。

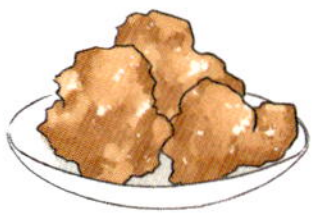

＋運動

◎犬の散歩

◎娘と週2回サッカー

◎料理の合間にスクワット

運動も血糖値改善のための大事な習慣。愛犬の散歩で歩いたり、料理の合間に筋トレしたり。娘との週2回のサッカーでは、サブコーチとして走り回っています。

血糖コントロール ダイエット体験談②

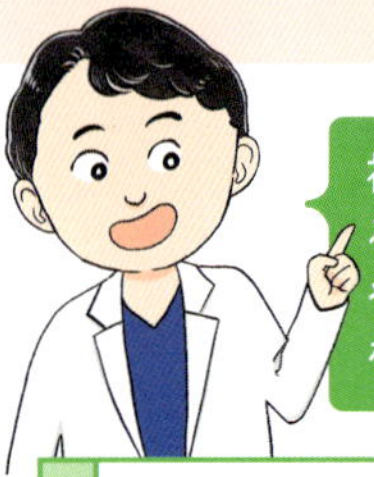

福田さんは、僕の糖尿病専門のクリニックで事務をしてくれている仲間です（元気いっぱいで「軍曹さん」という愛称）。食べ順や食後の簡単な運動の工夫、軍曹家の糖質・脂質オフ料理などを紹介していただきました!

血糖値が高めで糖尿病の一歩手前だった私。食べ順と食後スクワット＋お薬の力も借りて血糖値スパイクを防げるように!

福田睦美さん（愛称：軍曹さん /42歳・医療事務／秘書）

私が実践したのは、**❶空腹時に炭水化物から食べない、❷食後すぐ動く**ことです。たとえば、起床後はプロテインを飲んでからパンを食べるように。また、食べたらすぐにスクワットを5回。空腹時血糖値、HbA1cは正常値になりましたが、リブレ※で24時間の血糖値の変動を測定したところ食後高血糖になりやすく、私の場合は米を食べると血糖値が爆上がりすることが判明。主食をできるだけパンにしていましたが、今後の人生で米を避けるのはつら過ぎる…。また、血糖値スパイクを繰り返すと糖尿病のリスクを上げるため、食後高血糖を防ぐお薬の力も借りることに。いつまでも元気いっぱいに過ごせるように、食事や運動もがんばっていきます!

※血糖値の測定機器は『FreeStyleリブレ2』を使用。食後の血糖値の変動の数値は個人差があります。

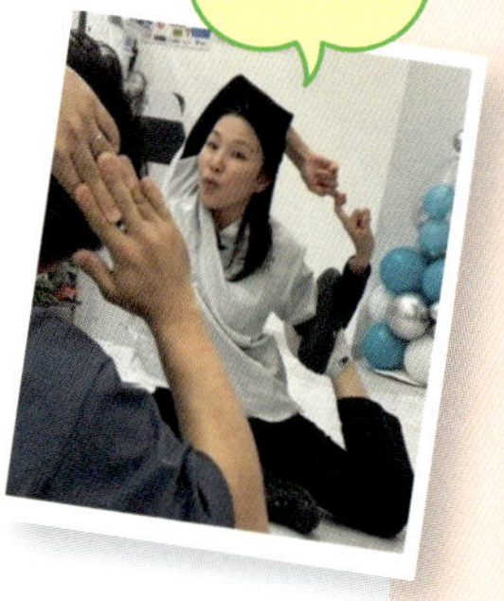

ランチの後に職場でヨガ!

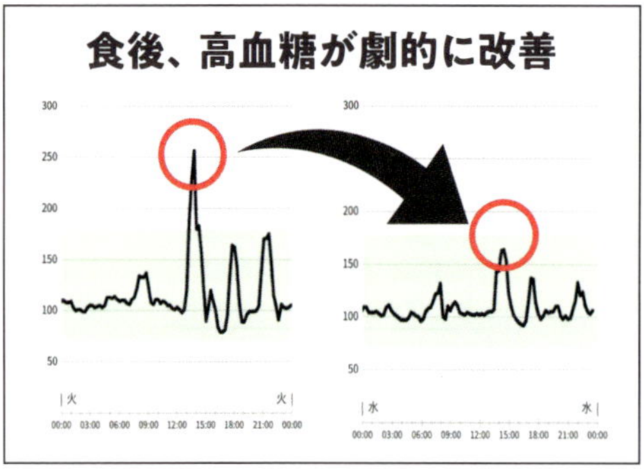

【工夫】

◎ たんぱく質、食物繊維ファーストの食べ順

◎ 食べたらすぐ動く（スクワット5回など）

【対処】

◎ 食後高血糖を防ぐお薬の力を借りる

正常値に!

現在 92mg/dℓ ← 約2年前 110mg/dℓ | 空腹時血糖値

軍曹家の

血糖コントロール ダイエット料理

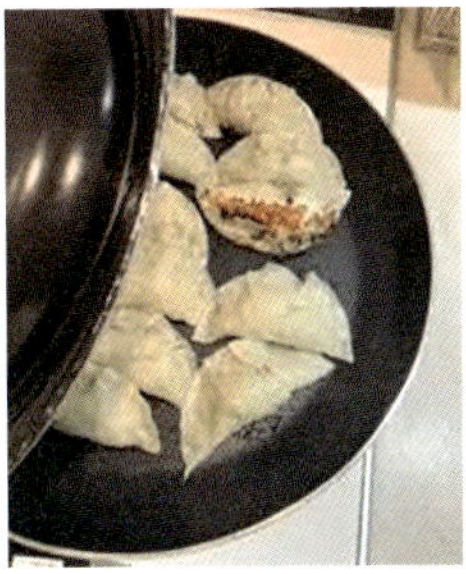

鶏むねひき肉とおからの餃子

餃子が大好きで、おなかいっぱい食べたくて考案。豚ひき肉より脂質が少ない鶏むねひき肉、食物繊維がとれるキャベツ、しいたけ、おからパウダーを使っています。たれは、たっぷりのりんご酢＋しょうゆ、ラー油を一滴ずつ。

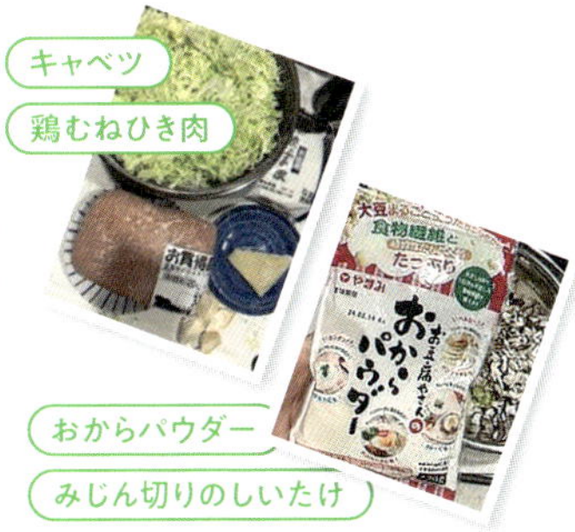
キャベツ
鶏むねひき肉
おからパウダー
みじん切りのしいたけ

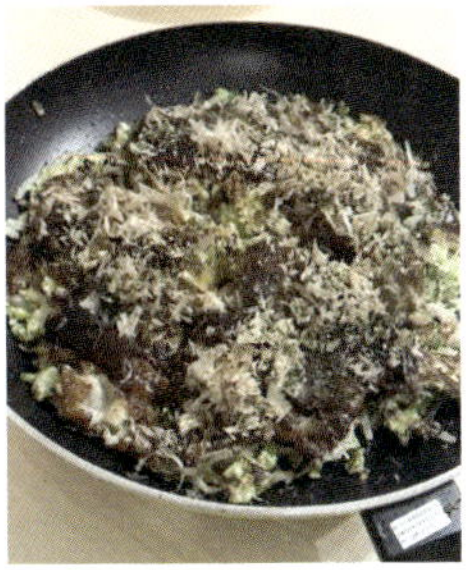

オートミールのお好み焼き

オートミールのもそもそした食感がなくて食べやすい、食物繊維たっぷりのお好み焼き。ハンドブレンダーで粉末にしたオートミールを薄力粉やお好み焼き粉の代わりに使います。ブレンダーがない場合はオートミールを水に浸してレンチンし、やわらかくすればOK。

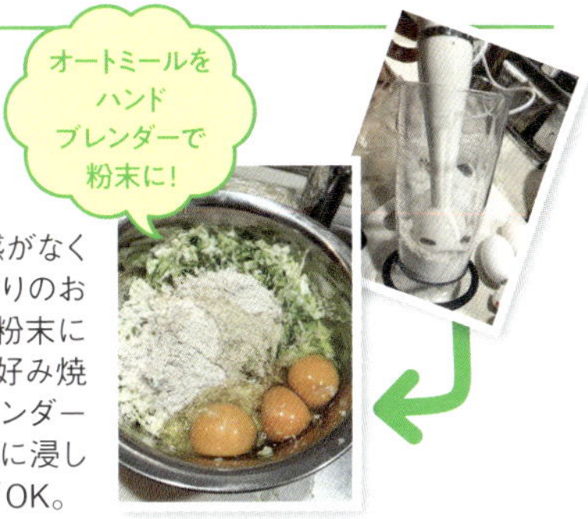
オートミールを
ハンド
ブレンダーで
粉末に！

罪悪感なしのおやつ 寒天コーヒーゼリー

低カロリーでダイエット中も罪悪感なく食べられるゼリーがこちら。コーヒー、粉寒天、ラカンカの天然甘味料を混ぜ、冷蔵庫で冷やすだけ。好みでココナッツミルク、豆乳、牛乳をかけても。

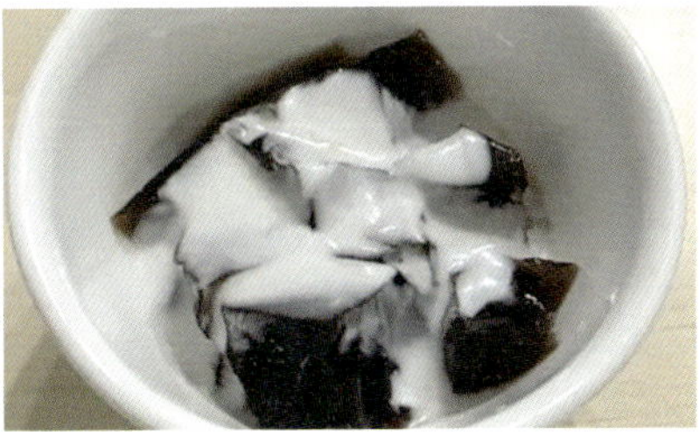

砂糖を使わない りんご酢ドレッシング

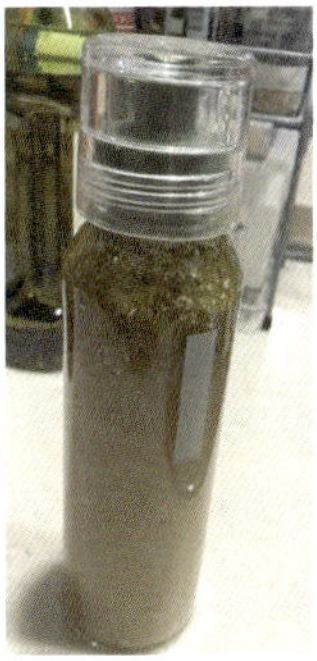

市販のドレッシングの原材料を見ると砂糖が使われているものも。オリーブ油、りんご酢、ハーブソルト、塩、こしょう、おろしにんにく、しょうゆを合わせた特製ドレッシングを常備しています。

軍曹家のおすすめレシピは「そのだ内科 糖尿病・甲状腺クリニック」HPのブログでチェックできます
https://www.kettou-ojisan.com/blog/

血糖コントロールダイエット Q&A

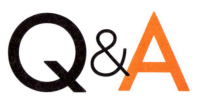

糖尿病専門医の血糖おじさんがダイエット・不調のお悩み、疑問に回答！ 血糖コントロール生活を無理なく続けていくための参考にしてください。

Q

仕事で夕食が遅くなる
ときは何を食べればいい？

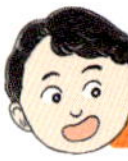

A

空腹時間が長くなる場合は「分食」で血糖値スパイクを防ごう

夜遅くに食べすぎると体脂肪になりやすく、空腹状態で糖質をたくさんとると血糖値スパイクを起こしやすくなります。昼食から夕食が6時間以上空く場合は「分食」がおすすめです。たとえば、15時ごろに「ギリシャヨーグルト」、18時ごろにコンビニの「プロテインドリンク→おにぎり1個」の順に食べ、帰宅後はコンビニの「野菜たっぷりのスープ」や消化のよいたんぱく質の「冷奴」、主食なしにするなど軽めに。食事の間隔を3～4時間ほど空けて少量ずつ糖質をとったほうが膵臓の負担を減らせます。

Q

2週間の血糖コントロールダイエットが終わった後
の食事は？

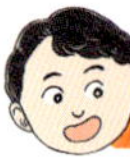

A

たんぱく質&食物繊維の朝食、糖質・脂質オフの夕食を続けよう

糖質・脂質オフの食材、たんぱく質、食物繊維の多い食材の選び方、太りにくい量がわかってきたのではないでしょうか。その知識をもとに血糖コントロールを続けて肥満を防ぎ、血管を守って健康をめざしましょう。目標体重になったら、体重をキープする維持期の1日の摂取エネルギー量に増やしてOK(p.130～参照)。やせすぎて筋肉量が減らないよう、PFCバランスの整った食事で適正体重(BMI18.5～ 22)を維持しましょう。

Q 行事や旅行で食べすぎたらどうすればいい？

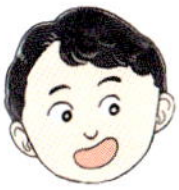

朝食、夕食のメニューは食べすぎたときの体重リセットにも役立ちます

A この本で紹介した朝食や夕食のメニューは、行事や旅行で一時的に体重が増えたとき、食欲が暴走したときのリセットにも活用できます。食べることは人生の楽しみ。「好きなものを食べて心の栄養になった」と前向きに捉え、食べすぎが続かないよう切り替えて再び血糖コントロールダイエットを実践。太らない量の感覚を取り戻しましょう。

Q 甘いものをつい食べすぎてしまいます

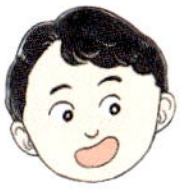

お菓子を目につく場所に置かず、買い置きをやめてみよう

A もしかして、食卓にお菓子、果物が常に置いてありませんか？　目につく場所にあるとつい手に取ってしまい、間食の回数や量が多くなりがち。見えない引き出しの中にしまう、お菓子の買い置きやめるなど、甘いものから離れる環境作りも血糖コントロール対策になります。

Q 夕食後にアイスに手が伸びてしまいます…

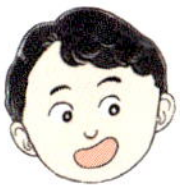

大事なのは量！ファミリーパックの低カロリーアイスを1本までに

A お風呂上がりに食べるアイスほど、おいしいものはないですよね(笑)。1日の摂取エネルギー量の目標を超えなければ、心の栄養のために食べても大丈夫です。糖質オフのアイスが物足りないなら、普通のアイスでもＯＫ。大事なのは食べすぎず、1日1本までにすること。ファミリーパックの小サイズのソーダ味のアイスは40kcalと低カロリーです。

Q

味のない水が苦手で、
**甘い飲み物が
なかなか
やめられません…**

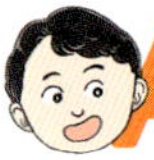

A

**無糖の炭酸水で割るなど
スローステップで
甘い飲み物を減らしていこう**

エネルギー(kcal)のある糖質飲料を飲んでいるなら、まず人工甘味料の0kcalのドリンクに変えてみましょう。次に、無糖の炭酸水で薄めて飲むようにし、スローステップで薄味に慣れ、甘い飲み物の量を減らしていく方法があります。炭酸ドリンクが好きなら、1日1杯、りんご酢ソーダ（りんご酢を無糖炭酸水で割る）を取り入れると血糖値対策に。薄味に慣れてきたら、無糖の好みのお茶、水を水分補給のメインにしましょう。

Q

**夜、
カップラーメンが
食べたくなったら**
どうする?

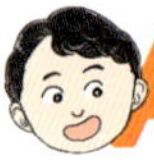

A

**めんの量は半分、
カット野菜で食物繊維を足し、
ちょっとでも太りにくい食べ方に**

医師の僕もラーメンが大好き。以前、夜にカップラーメンがどうしても食べたくなったことがあったのですが、妻とめんを半量ずつシェアして、塩分が多いスープは残しました。めんの量が少なめのインスタントめん（お椀で食べるタイプなど）で糖質を抑える、レンチンしたカット野菜をのせて糖質・脂質・塩分を排出する食物繊維とカリウムを足すなど、健康のためにちょっとでも「マシ」な選択を！

Q

血糖値を下げるために
運動をしたいけれど
時間が
ありません

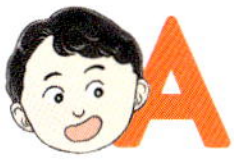

食前のスロースクワットや
食後のゴロ寝体操で
血糖を消費しよう!

ウォーキングや筋トレに時間をかけなくても、生活の中で簡単にできる運動で食後血糖値を下げられます。患者さんにおすすめしているのが、イスの立ち座りスロースクワット。食事の前、食卓でイスに座った状態からゆっくり立つ、ゆっくり座る動きを10回くり返すだけ。下半身の大きな筋肉が働き、貯蔵された糖(グリコーゲン)が使われます。さらに食後血糖値を下げるにはゴロゴロしながらできるカエル足体操も効果的。著書『“血糖値”を制して脂肪を落とす！』やYouTubeチャンネル(@kettou_ojisan)の動画で紹介しているので参考にしてください。

Q

お酒の上手な
減らし方が
知りたい!

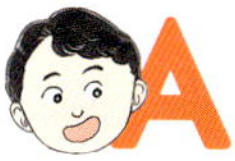

乾杯後にひと口飲んだら
水と交互に飲んで
量を減らそう

お酒が最もおいしいと感じるのは、ひと口目なのではないでしょうか。乾杯後にお酒をひと口飲んだら、水・無糖の炭酸水と交互に飲み、2杯目からはノンアルコールドリンクに。空腹だと飲みすぎてしまうので、野菜サラダなどおつまみを食べたり、会話を楽しんだりしながら飲むスピードをゆっくりにします。また、家で缶ビールを飲む習慣がある人は、350㎖より小さいミニ缶で少量にする手も。お酒(アルコール)を飲む習慣は生活習慣病のリスクを上げるので、頻度と量を減らしましょう。

Q 昼食後の倦怠感、眠気を何とかしたい

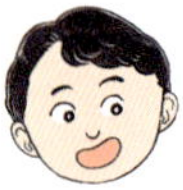

空腹状態から糖質をとりすぎて血糖値スパイクを起こしているかも

A 昼食で丼もの、めんなどの糖質が多いメニューを早食いしていませんか？　たんぱく質、食物繊維のおかずからよく嚙んでゆっくり食べる、ごはんを小盛りにする、めんを少なめにするなどの工夫で血糖値の変化がゆるやかになります。また、朝食を抜くと昼食で血糖値スパイクを起こしやすくなり、血糖値が下がりすぎる反応性低血糖で倦怠感、眠気、イライラが出てくることがあります。軽めでもいいので「たんぱく質、食物繊維→糖質」の順番で朝食をとり、膵臓の準備運動をしておきましょう。セカンドミール効果で昼食での血糖値の変化がゆるやかになり、眠気が抑えられて余分な間食を減らすことができます。

Q 更年期で脂肪が増え、血糖値が高めになった

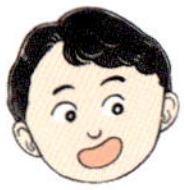

余分な脂肪を減らして血糖値を下げる筋肉を育てましょう

A 更年期で女性はエストロゲン、男性はテストステロンの分泌量が減って脂肪がつきやすくなり、インスリンが効きにくくなって食後血糖値が下がりにくくなります。また、加齢でインスリンを出す膵臓のβ細胞が減少することも食後高血糖に影響します。更年期からの血糖コントロールは、糖を貯蔵したり、取り込んだりして血糖値を下げてくれる筋肉を育てましょう。食事で筋肉の材料のたんぱく質を補い、運動はウォーキングなどの有酸素運動だけではなくスクワットなど下半身の筋トレを無理なく行うと○。皿洗い、掃除、買い物で荷物を持つ、犬の散歩も血糖値を下げる日常の活動です。

Q 健診で血糖値が高めだったけど、受診せず食事に気をつけていればいい？

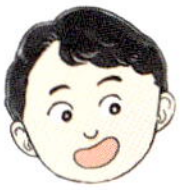

自覚症状がなくても高血糖は細い血管からじわじわ傷つけます。早めに受診を!

A 血糖値が高くなっても最初は自覚症状がないのですが、高血糖で血液がドロドロの状態が5年、10年と続くと神経、目、腎臓の細い血管から傷ついていきます。さらに、脂質異常症(中性脂肪、LDLコレステロールが高い)、高血圧などがかけ合わされると太い血管も傷ついて硬くなり、動脈硬化が進んでしまいます。糖尿病はがんのリスクを上げ、検査によってがんが見つかった患者さんも。糖尿病は甘くみてはいけない病気ですが、定期的に受診をして血糖コントロールすれば怖くない病気になります。健診で血糖値が高めとわかったら、どうか早めに受診を！

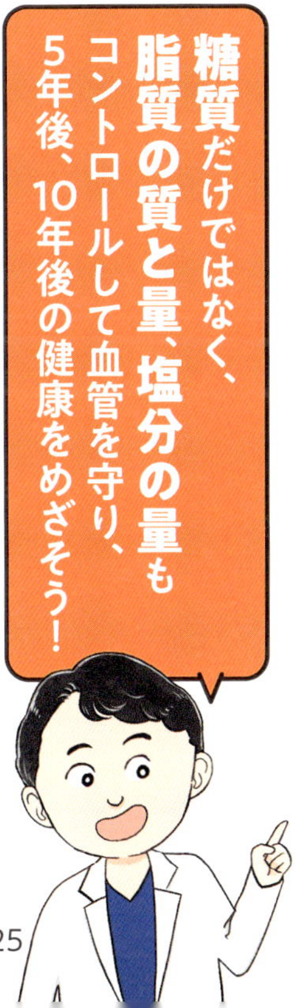

糖質だけではなく、
脂質の質と量、塩分の量も
コントロールして血管を守り、
5年後、10年後の健康をめざそう！

血糖値

◎ 糖質をほどほどにとりながら血糖値をコントロール。血管が傷つかないように守る。

ダイエット

◎ 余分な体脂肪を減らしてインスリンの効きをよくする。筋肉を育てて血糖値を改善、脂肪がつきにくい体に。

＋

中性脂肪

◎ 飲み物、お菓子、果物のとりすぎから見直し、主食の糖質量をほどほどに。

◎ お酒(アルコール)を飲む頻度と量を減らす。

◎ 肉の飽和脂肪酸を減らし、魚介類の不飽和脂肪酸を増やす。

LDLコレステロール

◎ 肉加工品、乳製品の飽和脂肪酸をとりすぎない。

◎ コレステロールの摂取量は1日200mg未満をめざす(卵のとりすぎに気をつける)。

◎ コレステロールの吸収を抑えて排出する食物繊維をとる。

血 圧

◎ 食塩は1日6g未満をめざす。お惣菜、加工食品などの表示の食塩相当量をチェック。

◎ 野菜、きのこ、海藻などから余分な塩分(ナトリウム)を排出する食物繊維やカリウムをとる。

1型糖尿病の料理家
土岡由季さんに

血管をキレイにする料理の極意、おすすめレシピを聞いてみた！

料理家の土岡由季さんは「**食×研究者×1型糖尿病の当事者**」の3つの視点を持ち、国内外で活躍されています。僕は医師として、土岡さんは料理家として食と人生を豊かにする血糖コントロールの方法を発信している仲間です。

栄養バランスを整えながら、食を心から楽しむ極意を教えていただきました！

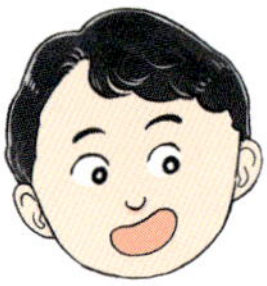

お話をうかがったのは…

土岡由季さん

Health Table 代表。料理家。13歳で1型糖尿病を発症。東京薬科大学、筑波大学大学院にて生命科学を学び、味覚など食の研究に没頭。卒業後は外資系製薬会社で糖尿病、肥満症などの治療薬の開発に携わる。その後、「病院で解決できない健康課題を、台所で解決する」を胸にHealth Tableを立ち上げ、血糖コントロール食マスター講座を開講。

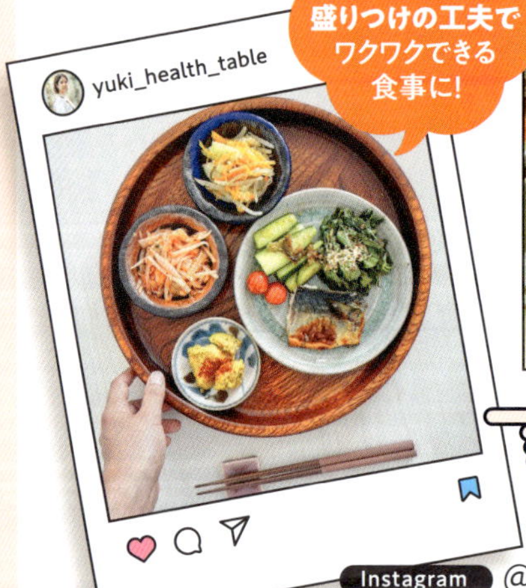

味つけ、加熱、盛りつけの工夫でワクワクできる食事に！

栄養バランスはとれていて体によさそうだけど…

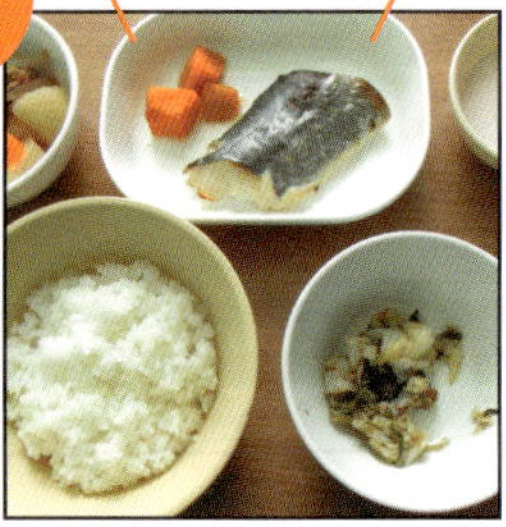

土岡さん流アレンジで…

Instagram @yuki_health_table
HP https://health-table.com/

血糖値だけにとらわれて糖質を避けていた過去から血管をキレイにするヘルシーでおいしい食事へ

13歳で1型糖尿病※を発症し、約20年間、血糖値を毎日測っている土岡さん。「“血糖値さえコントロールできていればいい”と糖質を避け、炊飯器を半年間使わなかったこともあります。しかし、あるとき血液検査をしたら中性脂肪とLDLコレステロール値が上がり、顔にはニキビが…。糖質だけにとらわれ、脂質をとり過ぎていて別の角度から血管に負担をかけていたことに気づいたのです。それから、血管をキレイにする視点を持ち、糖質だけではなく脂質の量と質、塩分も意識して料理を楽しみながら血糖コントロールをするように。今は、量や食事にかける時間にも気をつけながら、ごはん、おいも、ケーキも食べています。1型糖尿病で味覚を皮切りに、食や料理に関する研究をしてきた料理家として、料理の工夫で糖尿病ではない人と変わらない豊かな食生活が送れることを伝えていきたいです！」

※ 1型糖尿病は、ある日突然、インスリンを出す膵臓のβ細胞が破壊されて発症する自己免疫疾患。その原因はわかっていません。

糖質はほどほど

1食のごはんの量は、茶碗小盛り1杯分（1食150gほど）。食事には可能なら30分ほどかけ、主食は食事の中盤からおかずと交互に食べています。料理に合わせて玄米、雑穀、白米ごはんを選ぶことも。パン、うどんも食べます。

素材のうまみ、香りで減塩

素材のうまみ成分をかけ合わせることで満足感が高まり、減塩に。主に、野菜にはグルタミン酸、魚介や肉はイノシン酸、きのこはグアニル酸が含まれます。スパイス、ハーブなどの香りも満足感アップに活躍。

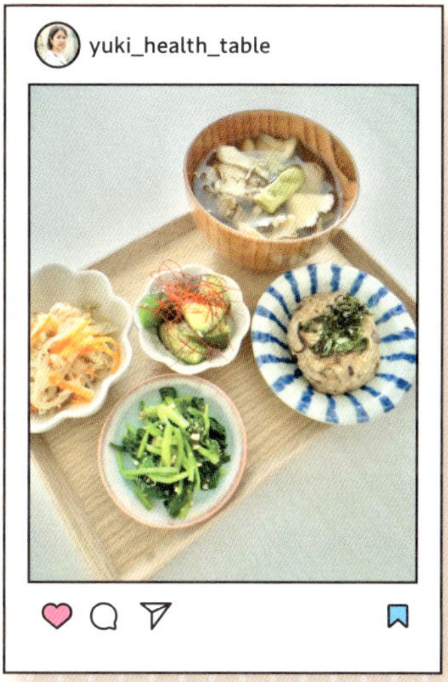

食材、器の色で華やかに

栄養バランスを考えるだけではなく、食材や器で複数の色を使うことで見た目が華やかになってウキウキ♪　右のページのように白っぽいおかずはすべて白い器にするより、青、緑などいろいろな色の器に盛ることで食材の色が引き立っておいしそうに。

蒸し煮でオイルミニマム

素材の水分や水（または調理酒などの液体）を調理油の代わりに使って「蒸し煮」にし、カロリー・脂質オフ。写真の切干し大根の蒸し煮は、玉ねぎ、少量の水、塩で蒸し煮にして甘みを引き出してから、にんじん、切干し大根を加えて歯応えを残します。豆腐ときのこのハンバーグはオーブン焼きに。

食物繊維たっぷり

糖質が多い穀類、根菜、果物は量に気をつけてとり、糖質が少なく食物繊維が豊富な葉物野菜、きのこ、海藻はぞんぶんに。きのこは食物繊維、うまみもたっぷりなのでよく使う食材で、写真のハンバーグにもきのこが入っています。

土岡さんおすすめ!

血糖コントロールレシピ

糖質・脂質が高くなりがちなメニューが、ヘルシーでおいしくなる
おすすめレシピを土岡さんのInstagramよりご紹介いただきました。

血糖値想いなスパイスカレー

材料 | 3食分

	鶏もも肉	1枚
	玉ねぎ	½個
	トマト水煮缶	1缶
A	カレー粉	大さじ1
A	にんにく(すりおろし)	小さじ1
A	しょうが(すりおろし)	小さじ½
A	甘味料(砂糖やラカント)	大さじ1
A	あればローリエ	1枚
	無調整豆乳	150㎖
	みそ	小さじ1
	ココナッツオイル、またはオリーブ油	小さじ1

【トッピング】
ドライパセリ、無調整豆乳……各適量

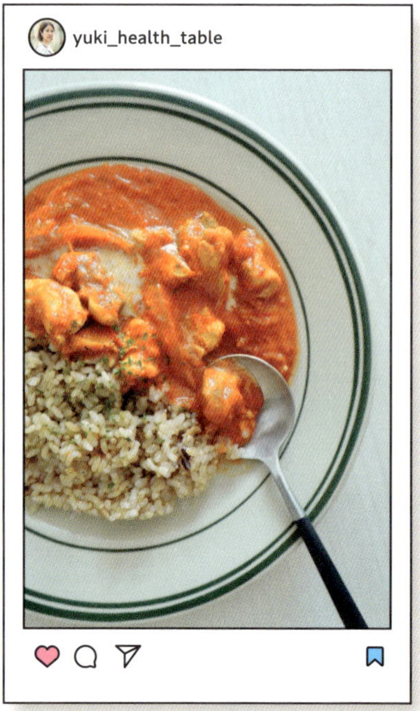

作り方

1. 玉ねぎは細切りにし、鶏肉はひと口大に切る。
2. フライパンにトマト水煮、Aを入れ、①を平らに広げ入れてふたをし、弱火で30分ほど玉ねぎがしんなりするまで煮る。
3. ふたを取り、混ぜながら中火で5分ほど混ぜながらペースト状になるまで水分をとばす。
4. 豆乳を加えてひと煮立ちさせ、火を止めてみそ、好みでオイルを加える。

ヘルシーPoint!
糖質の多いじゃがいも、にんじん、カレールゥを使わず、メインの素材は鶏肉、玉ねぎ、トマト水煮のみ。身近なカレー粉、しょうが、にんにくでスパイスカレーができます。カレー風味を強めたい場合は、カレー粉を小さじ1追加しても。

血糖値を爆上げしないマッシュポテト

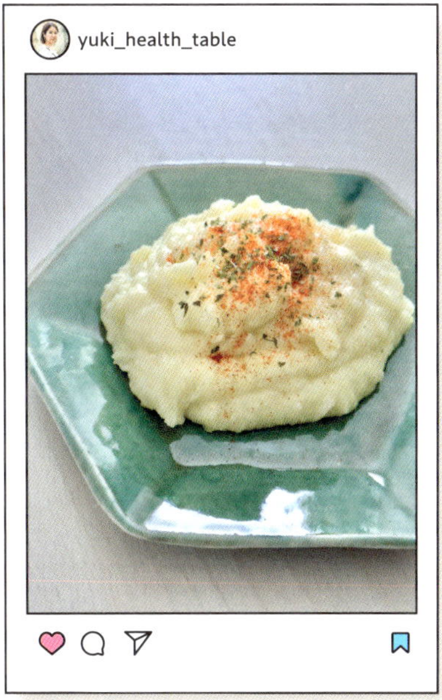

材料｜2食分

じゃがいも………… 中1個
カリフラワー……… ¼株（じゃがいもと同じ重さ）
塩…………………… ふたつまみ
バター……………… 小さじ1

作り方

❶ じゃがいもは皮をむき、カリフラワーとともにひと口大に切る。
❷ 耐熱容器に①、水大さじ2、塩を入れてラップをふんわりかけ、電子レンジ（600W）で6分ほど加熱する。
❸ ②の粗熱を取ってバターを加え、フードプロセッサー※でなめらかになるまで撹拌する。

※ ハンドブレンダー、ミキサー、みじん切り器を使用してもOK。

ヘルシーPoint!
じゃがいもの半量を低糖質なカリフラワーに置き換えてマッシュポテトの糖質をオフ。脂質が気になるバターは香りづけのため最小限に。塩味が足りなければ少しずつ足してください。

脂質オフ！

奇跡のシーザーサラダドレッシング

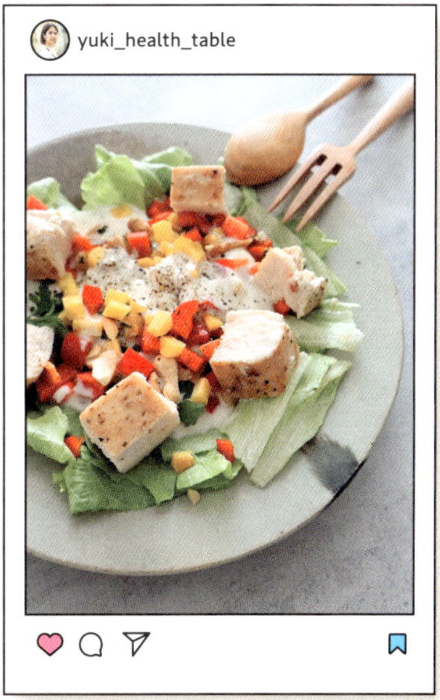

材料｜作りやすい分量

プレーンヨーグルト……… 大さじ3
みそ………………………… 大さじ½
A
- にんにく（すりおろし）…… 小さじ1
- 粗びき黒こしょう……… 小々
- 好みで甘味料…………… 少量

作り方

器にヨーグルト、みそを入れ、つぶすようによく混ぜたら、Aを加えてさらによく混ぜる。

※ レタス、パプリカなど好みの野菜やチキンなどのサラダのドレッシングに。

ヘルシーPoint!
サラダはシーザードレッシング派という人におすすめなのがこちら！ マヨネーズの代わりにヨーグルトを使い、みそでコクを出して脂質オフ。ヨーグルトを無脂肪タイプすればよりヘルシーに。

エネルギー量、PFC量の目安一覧

表の見方

Check!
3
1食あたりのPFCの量をお惣菜の栄養成分表示を見るときの参考に

1日の摂取エネルギーの目標を1日3食で割り、同じぐらいにするのが理想。コンビニやスーパーのお惣菜は、1食あたりのPFC(たんぱく質、脂質、炭水化物)の量(g)を目安にしてメニューを組み合わせてみましょう。食物繊維量や食塩相当量(左参照)もチェックできると◎。

Check!
4
1日の摂取エネルギー量の約40～50%が、最低限とりたい炭水化物

糖質を極端に制限すると、その分のエネルギーを補うために脂質の量が増えて血中脂質を上げる飽和脂肪酸をとりすぎてしまう場合も。ダイエット中は、少なくとも1日の摂取エネルギーのうち炭水化物を約40～50%とるようにしましょう。

減量期のPFC量の目安

	たんぱく質(P) 20%まで	脂質(F) PとCの残り※	炭水化物(C) 40～60%
1日あたり	70.4gまで	31.3~46.9g	140.8~211.2g
1食あたり	23.5gまで	10.4~15.6g	46.9~70.4g

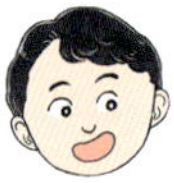

血糖コントロールダイエットの減量期の炭水化物量は**40～50%**を目安に!

Check!
5
脂質が1食20gを超えないよう外食、お惣菜、お菓子の表示をチェックしよう

身長が170cm以上であっても、脂質が1食20gを超えないように調整を。また、脂質の割合が25%以上になる場合は、飽和脂肪酸のおかず(肉加工品、肉類の脂)を減らし、不飽和脂肪酸の魚介、植物性の豆・大豆製品のおかずを選ぶようにしましょう。

Check!
6
身長が高い人は消費エネルギー量が多いためごはんの量を200gに増やしてもOK

この本の献立の1食のごはんの量(茶碗小盛り100～150g)は、身長160cm、軽い身体活動量(運動習慣がない)で設定しています。身長が高い人ほど基礎代謝量も多くなり、さらに運動習慣がある人、仕事での活動量が多い場合は、消費エネルギー量が多くなります。身長が170cm以上で活動量が多い場合、ごはんの量を1食200gほどの普通盛りに増やしてもOK。

ごはんの炭水化物と糖質量

100g	炭水化物	37.1g
	糖質	約36g
150g	炭水化物	55.7g
	糖質	約53g
200g	炭水化物	74.2g
	糖質	約71g

食物繊維

1日の摂取すべき目安量 **20g/日以上**

※上記は糖尿病の食事療法の目安。『日本人の食事摂取基準』の食物繊維の摂取基準・1日の目標量（30～64歳）は、男性22g以上、女性は18g以上です。

食塩相当量

1日の目標量　**男性は7.5g未満**　**女性は6.5g未満**

◎ 高血圧および慢性腎臓病の重症化予防のための食塩相当量は男女とも1日に6.0g未満。

身長別 1日の摂取

Check! 1 太りすぎず、やせすぎず筋肉量を減らさないための目標体重を知ろう

BMIは「肥満」や「やせ（低体重）」の判定に用いられる体格指数。BMI 25以上が「肥満」と判定され、BMI22の普通体重をめざして減量します。65歳未満はBMI18.5～22、65歳以上はBMI22～25を目安にし、下の計算式をもとに目標体重をチェックしましょう。

目標体重＝身長（m）×身長（m）×22※

【例】身長160㎝の場合：1.6（m）×1.6（m）×BMI22=56.3kg

身長	目標体重（BMI 22）	1日の摂取エネルギー量の目安	
		減量期（エネルギー係数25）	維持期（エネルギー係数30）
160cm	56.3kg	1408kcal	1689kcal

Check! 2 ダイエット中は減量期、目標体重になったら維持期の摂取エネルギー量に

摂取エネルギーを極端に減らすと体脂肪とともに筋肉も減少しやすくなるため、基礎代謝量以上の無理のない1日の摂取エネルギーの目標を立てましょう。目標体重と身体活動量（エネルギー係数）をもとに「減量期」の1日の摂取エネルギー量を設定。P.133の表の減量期は、軽い身体活動でエネルギー係数を低めの「25」、維持期は高めの「30」に設定して計算し、1日の摂取エネルギー量の目安としています。目標体重になったら「維持期」の摂取エネルギーに増やし、やせすぎて筋肉量が減らないようにしましょう。

1日の摂取エネルギー量（kcal/日）＝目標体重 ×エネルギー係数

※【例】身長160㎝の場合：56.3kg×25=約1408kcal

注意点など

- 1日の適切な摂取エネルギー量は、年齢、体格（身長、体重、BMI）、日常の身体活動量、症状などによって異なります。受診している方は、主治医、管理栄養士に相談してください。
- 減量期の1日の摂取エネルギー量は、肥満（BMI25以上）で減量が必要な場合の目安です。
  〈エネルギー係数〉
  ▶軽い身体活動量（生活の大部分で座っていて運動習慣がない）25～30
  ▶普通の身体活動量（座位中心だが軽い運動習慣がある）30～35
  ▶重い身体活動量（力仕事をしている、活発な運動習慣がある）35～
- PFCバランスについて、糖尿病の食事療法では、1日の摂取エネルギーのうち炭水化物は40～60％、たんぱく質は20％まで、残りを脂質からとることが目安とされています。一覧表の脂質は20～30％の量です。脂質が25％を超える場合は、飽和脂肪酸を減らしてください。

参考文献／『日本糖尿病学会がすすめる健康食スタートブック』（日本糖尿病学会）、『日本人の食事摂取基準（2025年版）』策定検討会報告書（厚生労働省）

1日の摂取エネルギー量、PFC量の目安一覧表

減量期のPFC量の目安

	たんぱく質（P） 20%まで	脂質（F） PとCの残り※	炭水化物（C） 40〜60%
1日あたり	57.9gまで	25.7〜38.6g	115.8〜173.7g
1食あたり	19.3gまで	8.6〜12.9g	38.6〜57.9g
1日あたり	61.9gまで	27.5〜41.3g	123.8〜185.7g
1食あたり	20.6gまで	9.2〜13.8g	41.3〜61.9g
1日あたり	66.2gまで	29.4〜44.1g	132.3〜198.5g
1食あたり	22 .1gまで	9.8〜14.7g	44.1〜66.2g
1日あたり	70.4gまで	31.3〜46.9g	140.8〜211.2g
1食あたり	23. 5gまで	10.4〜15.6g	46.9〜70.4g
1日あたり	74.9gまで	33.3〜49.9g	149.8〜224.7g
1食あたり	25gまで	11.1〜16.6g	49.9〜74.9g
1日あたり	79.5gまで	35.3〜53g	159〜238.5g
1食あたり	26.5gまで	11.8〜17.7g	53〜79.5g
1日あたり	84.3gまで	37.4〜56.2g	168.5〜252.8g
1食あたり	28.1gまで	12.5〜18.7g	56.2〜84.3g
1日あたり	89.2gまで	39.6〜59.4g	178.3〜267.5g
1食あたり	29.7g まで	13.2〜19.8g	59.4〜89.2g

※上記は目安です。表の見方、注意点などはP.130〜131へ。

身長	目標体重（BMI 22）	1日の摂取エネルギー量の目安	
		減量期（エネルギー係数25）	維持期（エネルギー係数30）
145cm	46.3kg	1158kcal	1389kcal
150cm	49.5kg	1238kcal	1485kcal
155cm	52.9kg	1323kcal	1587kcal
160cm	56.3kg	1408kcal	1689kcal
165cm	59.9kg	1498kcal	1797kcal
170cm	63.6kg	1590kcal	1908kcal
175cm	67.4kg	1685kcal	2022kcal
180cm	71.3kg	1783kcal	2139kcal

おわりに

２０２３年、僕は東京・渋谷で糖尿病・甲状腺を専門としたクリニックを開院して院長になり、心強いスタッフ（仲間）に支えられながら外来を日々がんばっています。ありがたいことに北海道や九州から通院してくださる方もいて、みなさんが健康で幸せになるためにできることをしなければと身の引き締まる思いです。

患者さんの中には、以前の主治医の言葉に傷ついている方もいます。糖尿病の合併症は通院の自己中断が課題ですが、医療従事者が患者さんに寄り添えていない部分があると思うのです。だから僕は“患者さんファースト”の外来をし、栄養相談をする管理栄養士チームも患者さんの話をよく聞いたうえでアドバイスをしています。

この本は、「目標のエネルギー量の中で、好きなものを食べて欲しい」という思いで、管理栄養士チームの協力のもとつくりました。あなたが好きな食べ物は何ですか？　食べること、人生を楽しみながらいっしょに血糖コントロールを続けていきましょう！

そのだ内科　糖尿病・甲状腺クリニック　渋谷駅道玄坂院　院長　糖尿病専門医
薗田憲司

著者

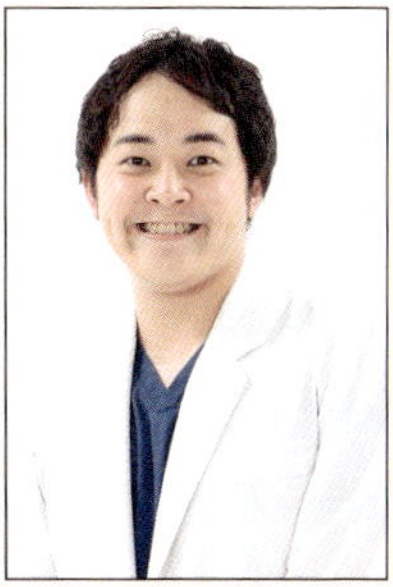

薗田憲司（血糖おじさん）

そのだ内科 糖尿病・甲状腺クリニック 渋谷駅道玄坂院院長。糖尿病専門医。年間1万件以上の外来を担当。糖尿病患者の父を持ち、自身も食事改善を実践。外来では患者1人にかけられる時間が限られているため、多くの糖尿病患者やダイエットに悩む人に役立つ情報を発信したいとの思いから、SNSを開設。血糖値とダイエットの関係性や食事のアドバイス、糖尿病の最新事情などを発信している。著書に『"血糖値"を制して脂肪を落とす!』（Gakken）ほか。

Instagram @kettou_ojisan　YouTube 血糖おじさんのセルフ治療

レシピ制作・監修

そのだ内科・糖尿病・甲状腺クリニック **管理栄養士チーム**

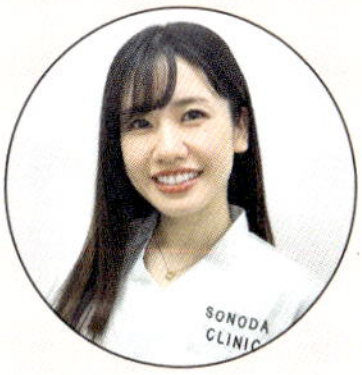

大塚美季

日本糖尿病療養指導士。糖尿病・高血圧・コレステロール関連の栄養指導が専門。親しみやすい性格で「食事を楽しむこと」をテーマに個々に合った栄養相談を心がけている。

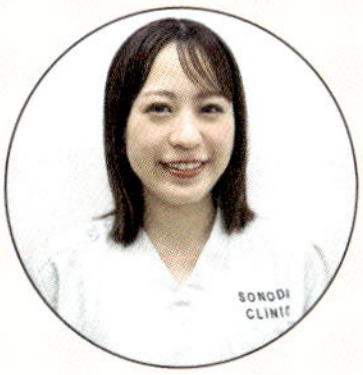

尾前早希子

大学卒業後、行政管理栄養士として離乳食や特定保健指導、高齢者のフレイル予防など幅広い世代への栄養相談を行う。やさしく寄り添う栄養指導を大切にしている。ブログやコラムなど執筆が得意。

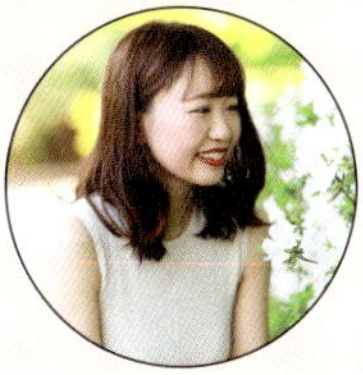

木村紗耶加

クリニックでの栄養指導のほか、パーソナルジムなどでダイエット指導を行う。頑張りすぎてしまう人の心を軽くするのが目標。趣味は散歩と読書とライブ。

イラスト

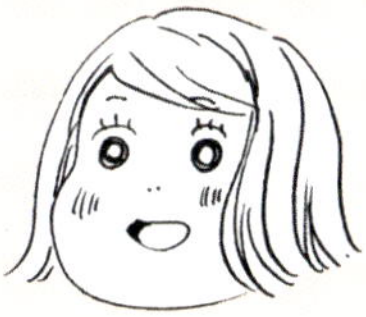

ミツコ

猫と美容とおいしいものが大好きな漫画家。好物はミョウガ。著書に『ピーナッツバターサンドウィッチ』（講談社）。

Instagram @_3_2_5_

CLINIC INFORMATION

そのだ内科 糖尿病・甲状腺クリニック 渋谷駅道玄坂院

〒150-0043
東京都渋谷区道玄坂 2-8-7
渋谷道玄坂ビル 2F

☎ 03-6712-7093
https://www.kettou-ojisan.com/

“血糖値”を制して脂肪を落とす！

完全無欠のやせる食事 ビジュアルBOOK

2025年4月 8 日 第1刷発行
2025年5月12日 第2刷発行

著者　薗田憲司（血糖おじさん）
発行人　川畑 勝
編集人　中村絵理子
編集　彦田恵理子
発行所　株式会社 Gakken
〒141-8416
東京都品川区西五反田2-11-8
印刷所　中央精版印刷株式会社

デザイン　小林昌子
イラスト　ミツコ
レシピ制作・監修　大塚美季
尾前早希子
木村紗耶加
取材協力　福田睦美
栄養価計算　大槻万須美
（管理栄養士／Love Table Labo.）
編集協力　掛川ゆり

◎この本に関する各種お問い合わせ先

本の内容については、下記サイトのお問い合わせフォームよりお願いします。
https://www.corp-gakken.co.jp/contact/

在庫については　TEL：03-6431-1250（販売部）
不良品（落丁、乱丁）については　TEL：0570-000577
学研業務センター
〒354-0045　埼玉県入間郡三芳町上富279-1
上記以外のお問い合わせは　TEL：0570-056-710（学研グループ総合案内）

©Kenji Sonoda 2025 Printed in Japan

本書の無断転載、複製、複写（コピー）、翻訳を禁じます。
本書を代行業者等の第三者に依頼してスキャンやデジタル化することは、たとえ個人や家庭内の利用であっても、著作権法上、認められておりません。

複写（コピー）をご希望の場合は、下記までご連絡ください。
日本複製権センター https://jrrc.or.jp/ E-mail：jrrc_info@jrrc.or.jp
Ⓡ〈日本複製権センター委託出版物〉

学研グループの書籍・雑誌についての新刊情報・詳細情報は下記をご覧ください。
学研出版サイト https://hon.gakken.jp/